1人健身

破除90%錯誤觀念的最強自主訓練手冊

日本醫學博士×物理治療師×教練
庵野拓將 著
林以庭 譯

The Ultimate Workout:
Evidence-based Guide to Resistance Training

科学的に正しい筋トレ 最強の教科書

科学的に正しい筋トレ
最強の教科書

目錄

序章 7個「新常識」

肌力訓練的

第1章 這才是最科學的正確「肌力訓練方程式」！

第2章

這才是最科學的正確「訓練」！

第3章 這才是最科學的 正確「蛋白質攝取方法」！

第4章 這才是最科學的正確「肌力訓練維持法」！

前言

「最近有自己在做肌力訓練，但我的方式正確嗎？」

「明明很努力，卻看不到什麼成效。」

「平時忙到擠不出時間，想知道如何自己讓肌力訓練的效果最大化。」

我撰寫本書，就是為了提供「**科學觀點的正確肌力訓練**」給擁有以上煩惱的個人。我長期在醫院擔任物理治療師和教練，閱讀了許多論文，包含運動科學和營養學等多種領域，做過許多相關研究，將目前收集到的最新知識匯整起來。

「科學證據」辨別正確資訊的關鍵

當我們想要做一些對身體有益的事情時，比如運動或飲食，我們的第一步就是收集必要的資訊。然而，現在這個社會充斥著龐大的資訊量，使用關鍵字搜尋「肌力訓練」

也會出現好幾百萬筆的結果。其中包含某些可以信任的正確資訊，但也有許多來源不明的可疑資訊，或者你也會看到過去很普遍、現在卻被徹底推翻的「常識」。

有些人仰賴這些資訊並勤於肌力訓練，其中應該有不少人覺得「我明明很努力卻沒有成效」吧。如果你嘗試一些不適合自己的年齡和體力的方法，或是遵循錯誤的理論做肌力訓練的話，不僅沒有成效，甚至還有可能會受傷。

做肌力訓練時，最重要的一點是，我們必須從龐大的資訊中辨別真相，並思考出一套適合自己的方法，而這個過程的關鍵就是科學證據（evidence）。

醫療現場的所有行為，全都是基於臨床研究的科學根據所進行的，我們會從中挑選並提供最符合患者的價值觀與生活背景的選項，我們稱之為「實證醫學」（EBM: Evidence-based medicine）。科學根據的介入不僅限於醫療領域，現在不管在教育或政治領域，都需要消除模稜兩可的經驗法則並提出根據。

然而，在過去的肌力訓練領域中，比起科學根據，人們更傾向遵循經驗法則推導出的理論。我並不是否定經驗法則，而是說，從前有科學根據的研究報告太少，所以人們只好仰賴經驗。不過，近年來，肌力訓練領域已經開始出現重大變化。

科學肌力訓練的典範轉移

過去10年來，與肌力訓練相關的**運動科學**或**運動營養學**有非常顯著的發展，研究報告的數量也增加至4倍，累積了越來越多的科學根據。

分子生物學闡明了肌力訓練具有引發肌肥大的機制，而**生物力學**或**運動學**則針對過往經驗法則中所流傳的訓練方法，呈現出客觀的分析結果。同樣在**醫學**領域中，也有報告指出肌肉量和肌力可以降低疾病導致的死亡率，並且能夠改善焦慮等心理健康問題。維持肌力訓練的方法也已然超越了運動科學的範疇，各式各樣的學術領域都開始倡導這些方法，包含**演化心理學**、**演化生物學**、**社會心理學**、**腦科學**等等。

諸如此類，與肌力訓練相關的許多學術研究現在正迅速發展，以嶄新的常識改寫過去的常識，並且開始產出這些有科學證據的肌力訓練方法論。

因此在本書中，我收集了這些最新的相關知識，盡可能以淺顯易懂的方式整合起來，讓平時不熟悉醫學論文、運動科學的人也能輕鬆理解。本書除了提出正確的科學資訊，讓讀者們能夠自主將肌力訓練的效果最大化，同時也會介紹肌力訓練對人體健康的益處，以及如何讓訓練持之以恆的方法。

希望各位讀者可以透過本書，**獲取運動科學、營養學的最新知識，並將這些知識運用在平時的訓練和飲食上，設計出一套最適合自己的訓練方法**。如果這本《用最正確的科學觀點1人健身》能夠解救白費努力的人，讓大家的工作、人生都更加豐富精彩，那會是我這個作者最高興的事。

在閱讀本書之前

「用最正確的科學觀點」指的是什麼？

在你閱讀本書之前，我想先簡單說明一下科學證據。

光是一句「科學證據」就會有一定的可信度。證據等級高的內容，可信度也高。證據等級低的內容，可信度也低。這主要是取決於研究方法，其相關知識有助於解讀證據，並幫助你判斷內容是否為正確資訊。

「介入性研究」與「觀察性研究」

實證的研究方法大致可以分為「**介入性研究**」與「**觀察性研究**」，而這兩種研究方法最大的差異在於「比較品質」。

「介入性研究」是一種將受試者分成「介入組」與不介入的「對照組」，並加以比較的研究方法。

「觀察性研究」不會對實驗對象採取積極的行動，而是觀察和記錄自然發生的事物，再針對結果進行分析。因此，普遍認為介入性研究結果的比較品質高於觀察性研究結果，所以證據等級也比較高。

因此，我們能透過研究方法的「比較品質」來判斷證據的等級。而且，在介入性研究當中，普遍認為「隨機對照試驗」（RCT）和「雙盲試驗」的組合具有最高的證據等級。

在隨機對照試驗中，受試者是隨機挑選出來的，在進行研究時，研究人員自己甚至也不清楚內容（雙盲），並驗證出介入的效果。這種研究方法可以排除會受介入影響的受試者無意識信念（安慰劑效應），所以能進行高品質的比較，而研究結果也會被視為具有高證據等級。隨機對照試驗被認為是高證據等級的研究方法，而不隨機挑選受試者的「非隨機對照試驗」（NRCT）則被認為品質較低，是證據等級偏低的研究方法。

「統合分析」與「系統性文獻回顧」

而擁有最強證據等級的研究方法，是「**統合分析**」與「**系統性文獻回顧**」。

統合分析與系統性文獻回顧被普遍視為最具證據力，因為這兩種研究方法會整合過去報告的研究結果，進行分析及回顧。此外，這兩種研究方法可以消除「刊登偏差」（Publication Bias）。刊登偏差指的是一種偏誤，像「這項訓練毫無成效」這樣的負面研究成果，比起「這項訓練具有成效」這種正面的研究成果，比較不容易公開發表。如果只是一味收集正面的研究結果，那負面的研究結果會被埋沒。所以為了避免刊登偏差，統合分析會同時針對正面結果與負面結果進行分析，進而推導出更具可信度的結論。這就是統合分析或系統性文獻回顧會被視為具有最強證據等級的原因之一。

尤其是統合分析，這種研究方法原本就只基於證據等級較高的隨機對照試驗結果，可以說是最強的研究方法。然而，如果統合分析是基於證據等級較低的試驗結果，當然也只會得到證據等級較低的分析結果。統合分析與系統性文獻回顧堪稱是呈現最強證據力的研究方法，但同時請特別注意，兩者皆會受到研究品質的影響。

圖

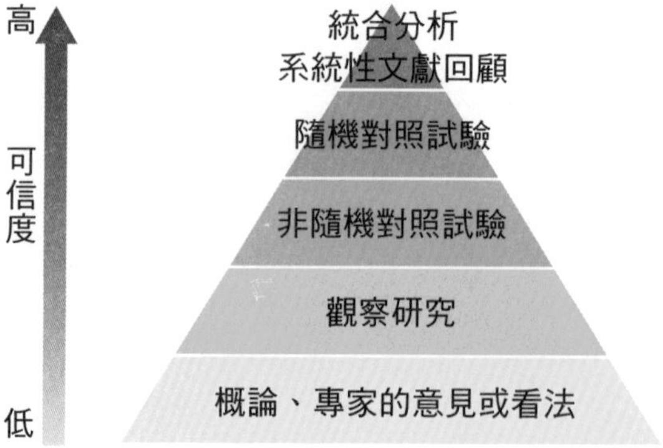

若將以上介紹的各種研究方法依證據等級階層化，就會得出「證據金字塔」（見上圖）。

正確運用科學

科學日新月異，但即便是在科學技術蓬勃發展的現代，人體、食物的功能和機制仍然存在許多謎團。因此，雖然我這樣說有點自相矛盾，**但其實所謂的最新研究結果，指的不過是「目前的證據」和「目前科學觀點下的正確資訊」罷了**。

針對肌力訓練展開如火如荼的研究，也只是這十幾年的事情而已，現在仍在發展中，和其他領域相比，研究報告的數量絕對稱不上多。而本書會盡可能提供證據等級最高的統合分析與系統性文獻回顧的相關資訊，但如果未來開發出更先進的技術或研究方法，統整出可信度更高的研究報告時，目前為止被認定為「常識」的理論有可能就再也不是常識了。因此，我們需要不斷去了解最新的研究結果，並持續更新相關知識。

此外，研究結果是透過統計分析所得出的結果。我們要特別留意的是，統計的事實並不能完全概括一切。儘管研究報告顯示某一種訓練最有成效，但它依然可能存在著「離群值」（Outlier）。因此，在進行相同的訓練時，即便大多數情況下都是有效的，也會出現一定數量無效的個案。這就是統計事實與經驗事實之間產生差異的原因，所以**我們才需要不斷更新最新知識，依據研究結果去實踐訓練，自己去驗證它的效果**。

而在這個過程中發掘出「適合自己的訓練方法」才稱得上是「正確運用科學」。

關於ＲＭ

「ＲＭ」是「最大反覆次數」（Repetition Maximum）的英文縮寫，測試自己在固定重量下能做最多的反覆次數，是一種判斷自己運動強度極限的方法。

以臥推為例，在使用全力下，一次可以舉起的重量稱為「１ＲＭ」，而我們將它定義為「最大肌力」。以此類推，用全力可以反覆5次的重量稱為「5RM」，反覆20次的重量稱為「20RM」。也就是說，5RM會比20RM還重。此外，標示「1RM的80%」的時候，指的就是「最大肌力的80%」。假設1RM是100kg的話，1RM的80%就相當於80kg的重量。

本文中會以「強度」來表示訓練時所使用的重量，訓練強度又分成「高強度／中強度／低強度」三種。這種情況下，我也會以RM作為標準。

高強度：1RM的80%以上
中強度：1RM的60～79%
低強度：1RM的60%以下

圖表的參考方法

本書介紹的長條圖對於一般讀者來說，或許會有點太專業，所以我先在此先介紹本書圖表的「看法」。

首先，請大家注意長條圖上方的「＊」記號，這代表「顯著性差異」，表示對比的兩個圖表之間存在著「非偶然的明確差異」。

另外，「＃」記號指的是在比較具有顯著性差異的圖表時，出現更顯著的差異。

接下來，請看長條圖頂端凸出去的「T字」，我們稱之為「誤差線」（Error Bar），這是用來表示數據的分散程度。在一項研究當中，假設受試者是人，結果自然會有個人差異。也就是說，「T字」越長代表分散程度越高，越短則代表分散程度越低。

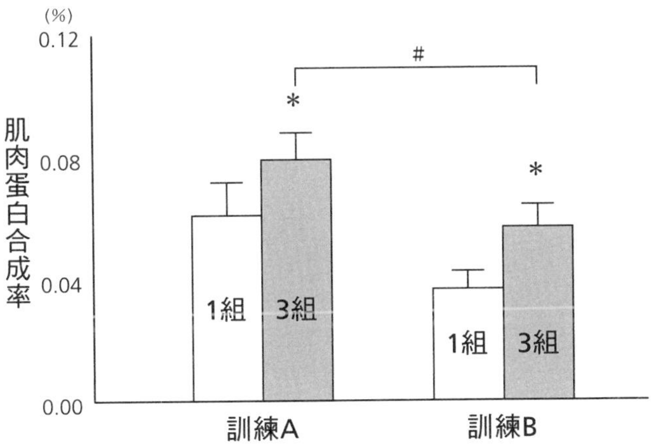

序章

肌力訓練的
7個「新常識」

【新常識①】槓鈴、啞鈴的重量並不影響肌力訓練的成效

如果你想讓自己的肌肉更大（肌肥大），過去的肌力訓練「常識」會建議你「維持高強度的訓練」。

然而，最新的運動科學研究表明「即使是低強度的訓練，只要增加次數就能達到與高強度訓練相同的效果」。雖然舉這個例子有點極端，但以臥推來說，一個肌肉男舉1次100kg的槓領，和一個老人家舉100次1kg的槓鈴，效果其實是一樣的。

那麼，我們應該注意什麼細節才能最將肌肥大的效果最大化呢？關於這一點，其實會顛覆以往的「常識」，那就是：「**將肌肥大效果最大化的關鍵，並非過去所說的運動強度，而是『總負荷量』**。」而且，「總負荷量會根據訓練強度（重量）×次數×組數來決定」。

目前還有更深入的研究，推導出將肌肥大效果最大化的「肌力訓練方程式」。我會在第1章詳細解釋這個「肌力訓練方程式」。

【新常識②】經過生物力學證實的「正確肌力訓練姿勢」

「要怎麼深蹲才能有效鍛鍊到屁股的肌肉——臀大肌呢？」
「為什麼自己做臥推的時候肩膀會很痛？」
「硬舉時，什麼時候要把膝蓋伸直？」

到目前為止，肌力訓練的方法論都是教練根據個人經驗所進行的教學。經驗理論是一種以個人實踐掛保證的理論，對我們來說相當具有參考價值。但另一方面，這些理論沒有辦法回答出上述問題卻也是不爭的事實。

近年來，伴隨著運動科學和營養學的發展，研究報告數量驟增的還有生物力學的領域。

在生物力學的研究中，我們可以透過槓鈴的重心和身體每個關節之間的關係推導出力矩（Moment），經由訓練姿勢瞭解肌肉活動的不同機制，並推估出關節的負擔。由於生物力學的發展，已開始針對被稱作是重訓三大動作的**深蹲、臥推及硬舉的姿勢與方法論建立證據**。

在第2章中，我會透過為了達到肌力訓練的最大效果所進行的熱身、收操的方法論，來解釋生物力學所證實的深蹲、臥推、硬舉的訓練方法。

閱讀本書之後，你就會知道上述問題的答案，並了解適合自己而不會受傷的「正確訓練方法」。

【新常識③】顛覆傳統常識的「蛋白質最佳攝取方法」

傳統肌力訓練的「常識」，認為「肌力訓練後是攝取蛋白質的黃金時間」。當然，肌力訓練後會提升肌肉蛋白合成敏感度，在這個時間點攝取蛋白質是最有效的。

然而，最新的運動營養學發現，光是這樣還不夠！因為「**肌肉蛋白合成敏感度在肌**

力訓練之後，至少會維持24小時」。換句話說，在肌力訓練結束後的24小時，我們都要有意識地去攝取蛋白質。

此外，目前陸續有研究明確寫出「肌力訓練後24小時內的蛋白質最佳攝取量」，甚至有一些指標告訴你24小時內的最佳攝取方式、增強肌力訓練效果的食物類型與攝取方法，以及如何分辨能促進肌肉蛋白合成的「優良蛋白質」等等。

我會在第3章說明一些新常識，讓肌力訓練效果最大化的「蛋白質攝取方法」。不過令人擔憂的是，大量攝取蛋白質是否會造成腎臟的負擔？

【新常識④】攝取蛋白質並不會造成「腎臟」負擔

想要透過肌力訓練來增加肌肉量，那就有必要增加肌肉的來源——肌肉蛋白的合成量。因此，我們必須攝取蛋白質。蛋白質對於肌力訓練者來說是不可或缺的營養素，但過去的「常識」告訴我們，攝取過多蛋白質會對腎臟有不良影響，所以很多人在飲用高蛋白的時候會感到有些不安。

腎臟在我們的身體內擔任很重要的工作，能排出體內積累的廢物、調節水分等等。過去的動物實驗結果顯示，蛋白質攝取過量會損害腎臟，且在腎衰竭的治療中，經常使用限制蛋白質攝取量的飲食療法，基於這些原因，人們普遍認為「攝取蛋白質會損害腎臟」。

這個問題擺盪在蛋白質與腎臟兩者之間，難以用介入性研究來推導出明確的答案，所以支持派與否定派有著長年的爭論。

然而，進行大規模觀察研究的最新結果表明，「**只要仔細辨別食物的蛋白質來源，不要攝取過多蛋白質，那麼就不會損壞腎臟**」。換句話說，一直以來被當作壞人的蛋白質，其實並不是壞人。

【新常識⑤】對肌力訓練有效與無效的補給品

今日作為美容、保健的「補給品」，已經普遍滲透我們的日常生活。對於平時會做肌力訓練的人來說，「補給品」是再熟悉不過的東西，但近日時常出現的運動補給品，被稱為「增補劑」（Ergogenic Aids），據說內含的營養成分能增強肌力訓練的成效，引起許多健身愛好者的關注。然而，過去也有許多沒有科學證據的輔助品，效果良莠不齊。

當然，我們應該依據科學證據來確認補給品的效果與安全性。事實上，一些最新研究否認了部分產品的效果，甚至指出可能有風險罹患疾病。但由於缺乏明確標準來判斷補給品的好壞，所以還是有很多人半信半疑地服用。

二〇一八年，國際運動營養協會（ISSN）報告了肌力訓練與補給品效果的相關綜述，並**依新「常識」提出了一種用來辨別補給品的分類表**。

在第3章中，我會介紹一些攝取優良蛋白質的飲食習慣，以及攝取含有蛋白質的補給品的時間點，並根據上述的分類表及最新證據來解說「對肌力訓練有效與無效的補給品」。

【新常識⑥】肌力訓練 能讓你的身體「百毒不侵」

談到有助於改善健康的運動，以前大家都會推薦慢跑或快走這些有氧運動。但近年來在公共衛生領域，肌力訓練成為了新話題。因為澳洲雪梨大學在二〇一七年發表了一份研究報告，總結報告內容如下：

每週2次以上的肌力訓練可以讓癌症致死率降低3成，讓所有疾病致死率降低2成。此外，不一定要去健身房，在自家進行一人訓練也能有同樣效果。而且，肌力訓練比有氧運動更能降低死亡率。

在各個領域都有研究報告指出，進行肌力訓練可以降低血壓，改善葡萄糖代謝，減少全身炎症的綜合效果，進而從以上結果，推論出肌力訓練有助於降低死亡率。

此外，胺基酸是構成我們身體的原料，而肌肉可以作為胺基酸的儲存庫。當身體缺少胺基酸時，身體會分解儲存在肌肉中的胺基酸並轉換為能量來源。換句話說，你擁有的肌肉越多，能儲存的胺基酸就越多。更有報告指出，當你患病、受傷或動手術時，肌肉裡如果儲存了越多胺基酸，復原能力也就越高，有助於傷口癒合與術後恢復。

過去從無肌力訓練對疾病、傷口有助益的相關研究報告，而最新證據帶給人們肌力訓練的新益處，因此引發全世界的關注。

【新常識⑦】難以堅持肌力訓練的原因：「人類的進化」

很多人做肌力訓練，卻只有三分鐘熱度。明明前陣子才開始去健身房，但上次去已經不知道什麼時候了。**其實我們內心很清楚肌力訓練的效果，但為什麼仍然無法持續下去？**

以前最常聽到的說法是「意志薄弱，缺乏毅力」，但根據現代演化論，**真正的原因**

就藏在人類數百萬年的進化過程中。

此外，現在由於「行為習慣化」的相關研究是行為經濟學、心理學的主要方向，獨特的研究報告陸續出現，例如：金錢獎勵與肌力訓練之間的關係、如何迴避各種誘惑來實現目標等等，**這些理論不只能用於肌力訓練，在商業情境中也能派上用場**。

我會在第4章詳細解釋肌力訓練與疾病之間的關係、肌力訓練難以維持的原因，以及維持肌力訓練的技巧。

第1章

「肌力訓練方程式」
這才是最科學的正確

1-1 「肌肉增大」方程式

肌力訓練的目的？

即使同樣都是「肌力訓練」，由於目的不一樣，所採取的訓練內容也會截然不同。你想擁有出色的健壯好身材嗎？還是想讓自己的身體享受運動的快感？在開始肌力訓練前，你需要做的第一件事情就，是問問自己「我是為什麼開始肌力訓練？」釐清自己的目的與目標狀態。

在運動科學的領域中，**肌力訓練的目的大致可分為兩項**。

- **讓肌肉變大（肌肥大）**

•增強肌肉的力量（肌力增強）

健壯的大胸肌、精美的腹肌、凸起的肱肌等等，在外觀上看得出來的是「肌肥大」。包含本書的讀者在內，實現這個目標大概是許多商業人士做肌力訓練的最大動力。

另一方面，「肌力增強」在於提升肌肉本身的力量，例如，比以前提起更重的物品，比以前跑得更快等等。目標在於贏得比賽或創下紀錄的運動員，他們所做的訓練通常以這種類型為主。

無論是工作還是運動，你必須先確立自己的目的，理解該領域中既定的規則和結構，並策略性地選擇方法，否則你將無法解決問題、取得成功。肌力訓練也是同樣的道理。

這就是為什麼我們必須先確立自己做肌力訓練的目的，並理解達成目的的「方程式」，包括規則、結構以及解決問題的方法。只要徹底將肌力訓練理解成一種理論，那你就能像打遊戲一樣，有策略地一步一步接近你的目標。

肌肥大的關鍵在於肌肉蛋白的合成

近年來，運動科學領域引入分子生物學、生物力學和腦科學等多種領域的最新研究之後，揭曉了至今尚未明朗的肌肥大與肌力增強的機制。首先，我們來看看**肌肥大的規則**。

肌肉是由數千至數十萬條肌纖維所組成的肌束（圖01），而肌肥大則是使每條肌纖維肥大所形成的現象。肌纖維是一個細長的肌肉細胞，由肌動蛋白與肌凝蛋白這些肌肉蛋白構成，我們能經由合成肌肉蛋白來達到肌纖維肥大的效果。

肌肉蛋白在24小時內，會不斷反覆進行「合成」和「分解」。我們的身體透過進食攝取足夠的營養，均衡地維持肌肉蛋白的合成與分解，保持目前的肌肉量（圖02）。因此，**透過飲食加上訓練，就能促使肌肉蛋白的「合成」大於「分解」，讓肌纖維達到肥大效果**。

圖 01

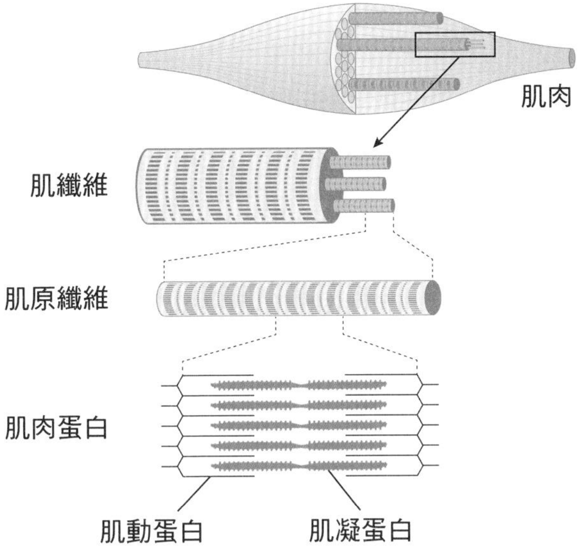
肌肉
肌纖維
肌原纖維
肌肉蛋白
肌動蛋白
肌凝蛋白

圖 02

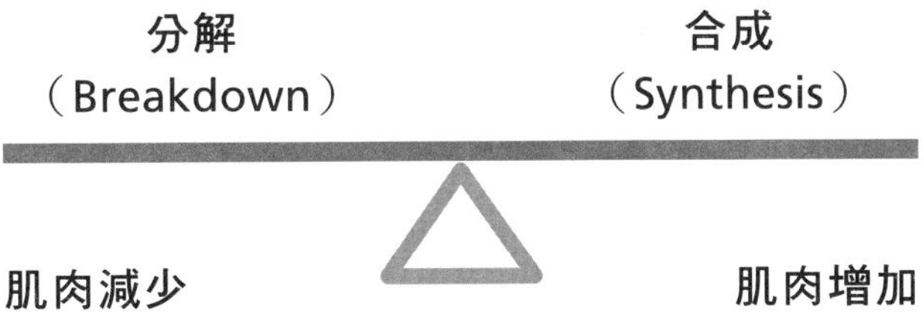
分解
（Breakdown）
合成
（Synthesis）
肌肉減少
肌肉增加

圖 03

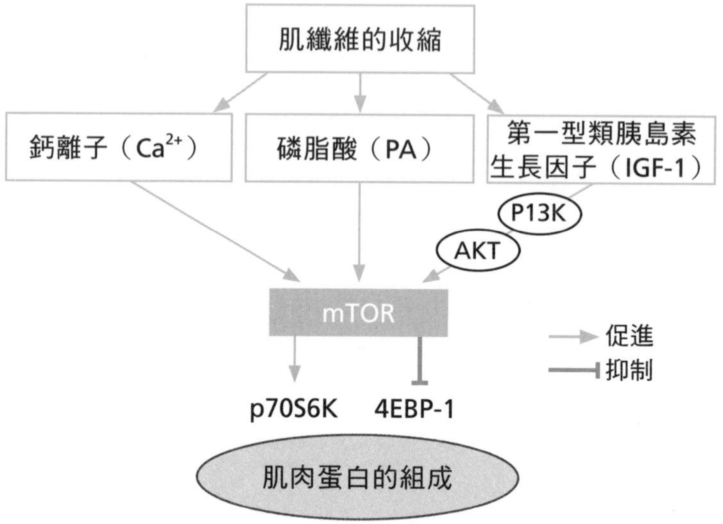

那麼，要怎麼做才能讓我們的身體積極合成肌肉蛋白呢？關鍵就在於「mTOR—哺乳類雷帕霉素靶蛋白」。mTOR在控制細胞增殖、分化和自噬中擔任重要的角色。

比方說，在訓練中將啞鈴靠近身體舉起來時，肱二頭肌（上臂的前側）一條條的肌纖維會收縮，發揮出相當大的力量。而這種肌纖維的收縮正是促進肌肉蛋白合成的開關。

當肌纖維試圖收縮時，肌纖維內的肌漿網會先釋放出「鈣離子」（Ca^{2+}）。接著，肌纖維本身的收縮造成刺激，使構成細胞膜的「磷脂酸」（PA）增加。另外，也會促進調節細胞成長的「第一型類胰島素生長因子」（IGF-1）的分泌。而這三個因素正是mTOR活化的原因。

mTOR在這三種因素下活化後，會再活化「p70S6激酶」（p70S6K），促進肌肉蛋白的合成，同時不活化抑制合成的「4EBP-1」。正因為存在著這一連串的機制，我們能透過訓練促進蛋白質合成，使肌纖維肥大，讓肌肉越來越厚實（圖03）。

影響肌肥大的「運動單位」

據說肱二頭肌的肌纖維平均有21萬條。簡單來說，要將肌肥大的效果發揮到最大程度的話，只要讓21萬條肌纖維全部收縮就可以了。那麼，我們要如何一條不少的讓所有肌纖維收縮呢？

在這裡登場的是「大小法則」。一九六五年，哈佛大學的亨尼曼等人提出了「大小法則」，當肌肉需要大量的肌力時，身體會根據發揮的力量強度，依序動員由小至大的運動單位。為了讓大家更理解這個原理，我會從讓肌纖維收縮的「運動單位」（motor

圖 04

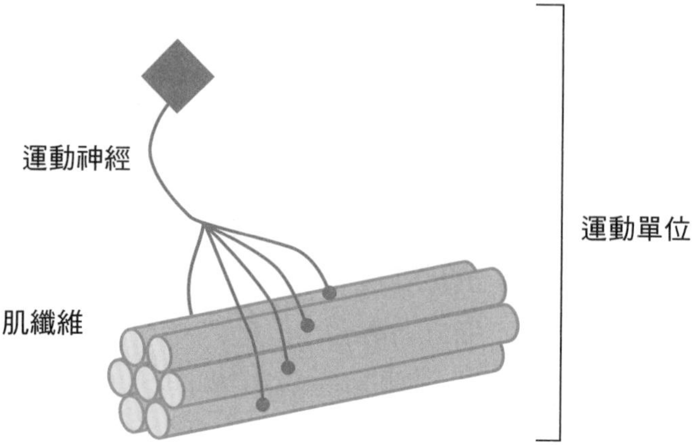

unit）的結構開始解釋。

從脊髓延伸出來的一個運動神經會連接著幾條肌纖維，可以控制它們的收縮（圖04）。我們將這樣的單位稱為「運動單位」。運動單位可以分成一個運動神經控制幾十條肌纖維的「小運動單位」和控制幾百條到幾千條肌纖維的「大運動單位」。這種大大小小的運動單位以不同比例分布在全身的肌肉當中。

大小不一的運動單位會根據施加力道的強度而切換收縮時動員的運動單位。例如，在低強度的訓練下，身體會優先動員小運動單位。隨著強度提升，開始動員大運動單位，使用的肌纖維數量也會跟著增加。**肌纖維收縮的數量基於「大小法則」，根據施加力道的強度使用不同大小的運動單位。**

如果收縮的肌纖維數量取決於施加的力道強度的話，高強度訓練則被視為最能有效收縮所有肌纖維的方法。

二〇〇九年，美國運動醫學會（ACSM）發布了一則官方聲明：「高強度訓練有助於肌肥大。」內容更具體指出：「若要以訓練來提升肌肥大的效果，建議初學者進行8～12次、有經驗的人進行1～12次1RM的70%以上的高強度訓練。」

美國運動醫學會的官方聲明已經成為肌肥大的「常識」，許多媒體和教練也開始建議人們進行高強度訓練。

高強度訓練是肌肥大的唯一方法嗎？

然而，高強度訓練對於身體的負擔很大，對於初學者、無經驗者、高齡人士來說不是一件容易的事。當然，訓練伴隨著「煎熬」與「痛苦」，也會影響到長期持續肌力訓練的動力。至今為止，基於「大小法則」，人們認為低強度訓練只侷限於小運動單位，無法動員到大運動單位，而無法充分達到肌肥大的效果。

然而，近年來發現，即便是低強度訓練，只要達到「一定條件」，不僅能動員小運動單位，也能動員大運動單位，並帶來相當於高強度訓練的效果。實際上，在官方聲明發布的同時，一種使用胺基酸示蹤劑的新型測量技術被應用於研究中，可以直接測量肌肉蛋白的合成作用。而研究的新發現，顛覆了傳統的「常識」，內容如下：

- **即使是低強度訓練，我們也可以透過提高「總負荷量」來達到等同於高強度訓練的肌肥大效果。**
- **總負荷量取決於訓練強度（重量）×次數×組數。**

這份報告讓既有的肌力訓練「常識」產生了巨大變化。目前進行了更進一步的研究，並且推導出能夠達到肌肥大最佳效果的「**肌力訓練方程式**」。

肌肥大的效果＝總負荷量（強度×次數×組數）×組間休息時間×關節活動範圍×運動速度×肌肉收縮方式×每週頻率

接下來我們將經由運動科學等領域的最新發現，解析讓肌肥大效果最大化的「肌力訓練方程式」的各種要素。

首先，我們來看一下訓練的「總負荷量」。

1-2 【總負荷量】肌肥大的效果不是由槓鈴的重量決定的！

肌肥大的決定因素是「總負荷量」

很多人會每天重複用大重量槓鈴、啞鈴的高強度訓練來鍛鍊自己的肌肉。然而，正如上一節所介紹的，現代運動科學研究表明「即使進行低強度訓練，我們也可以透過提高『總負荷量』來達到等同於高強度訓練的肌肥大效果」，這對於每天進行艱辛訓練的人來說，想必非常振奮人心。

人們普遍認為總負荷量取決於「訓練強度（重量）×次數×組數」，而支持該理論的證據是以下的報告內容。

圖 05

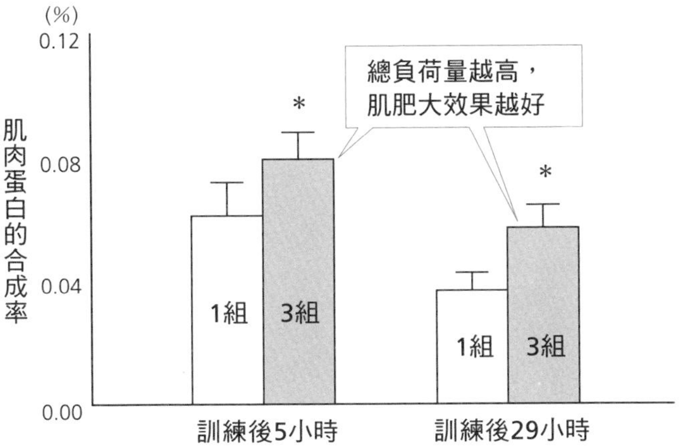

資料來源：Burd NA, 2010由筆者製作

二〇一〇年，位於加拿大麥克馬斯特大學的巴德等人將訓練經驗豐富的人分為兩組，做1RM的70%以上強度的腿伸屈，一組人員進行1組，另一組人員進行3組，兩者皆做到力竭。

結束後，分別測量兩組的平均總負荷量，進行1組的小組的平均總負荷量為942kg，進行3組的小組為2184kg。此外，測量訓練後的肌肉蛋白合成率時，進行3組的總負荷量較高的小組呈現顯著的增加。

由該結果可得知，「即便強度相同，也可以經由增加組數提升總負荷量的方式來增強肌肥大的效果」。（圖05）

圖 06

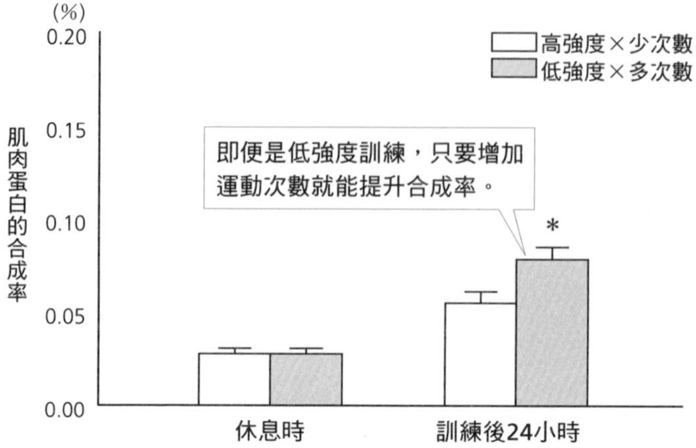

資料來源：Burd NA, 2010由筆者製作

同時，這個實驗也驗證了在低強度訓練下，提升總負荷量是否也能提升肌肥大的效果。

這次實驗，將人員分成兩組進行1RM的90%高強度腿伸屈和30%低強度腿伸屈，皆做到力竭為止。結果顯示，高強度組別的訓練次數在5次左右就結束了，但低強度組別的訓練次數卻高達24次。以總負荷量來比較，高強度組別為710kg，低強度組別為1073kg。而在最關鍵的肌肉蛋白合成率中，總負荷量大的低強度組別呈現出較高的增加幅度（圖06）。

根據這份報告顯示，**即便是進行低強度訓練，只要增加次數，提升總負荷量，同樣可以獲得相當於高強度訓練的肌肥大效果。**

總負荷量也會影響長期訓練

此外，這些報告是針對肌肉蛋白的合成率和肌肥大的「短期」效果所做的研究。然而，對於努力訓練的人來說，最重要的是持續訓練的「長期」效果。

二〇一二年，麥克馬斯特大學的米歇爾等人針對缺乏訓練經驗的人，分成兩組進行檢驗，一組是以1RM的80%進行腿伸屈的高強度小組，另一組則是以30%進行腿伸屈的低強度小組。兩個小組每週做3次，一天做3組，直到力竭為止，並持續10週。結果顯示，兩個小組的股四頭肌（大腿前面的肌肉）的肌肉量都增加了，而兩組的肌肉量並沒有顯著的差異。在二〇一六年同所大學的穆頓等人進行的多關節訓練（對複數關節施加負荷的訓練）的研究中也得出相同結果。

換句話說，從長期肌肥大的效果來看，只要增加低強度訓練的次數來提高總負荷量，就能達到與高強度相同的效果。而在二〇一七年，收集這些報告並進行解析的綜合分析結果顯示，無論是低強度訓練或高強度訓練，只要提升總負荷量，肌肥大的效果並無差別。

肌肥大的效果取決於「總負荷量」——這些研究報告是今日支持肌力訓練新「常識」的證據。

想增加肌肉就提高總負荷量

根據「大小法則」，低強度訓練中只會動員小運動單位來收縮肌肉，並不會動員到大運動單位。人們認為高強度訓練才能收縮所有肌纖維，在這種情況下，「低強度訓練可以達到等同於高強度訓練的肌肥大效果」的說法就會出現問題，而我們可以在挪威科技大學的魏士達等人的報告中找到答案。

魏士達等人的報告指出，如果持續向斜方肌（肩膀上方的肌肉）施加低強度負荷來產生肌肉疲勞時，不僅可以動員小運動單位，還可以逐步動員大運動單位，產生一個「運動單位循環」。也就是說，即使是低強度訓練，只要增加運動次數直到力竭為止，身體就會動員大運動單位來協助小運動單位的運作。

此外，英國南安普頓索倫特大學的費雪等人一起回顧了上述關於「運動單位循環」的機制，並推測出，即使進行低強度訓練，只要做到力竭，就能讓所有肌纖維收縮，藉以獲得相當於高強度訓練的肌肥大效果，增強了魏士達等人的論述。

從「想增加肌肉就進行高強度訓練」到「想增加肌肉就提高總負荷量」——自美國運動醫學會發表官方聲明以來已過去了10年，現在正在檢驗能夠提升總負荷量的各種訓練因素，最佳解決方案也漸漸鮮明。

我們將在下一節探討提升總負荷量的其中一項因素：「組間休息時間」。

1-3 【組間休息時間】每組相隔「2分鐘以上」

人們經常忽略的「休息」方式

許多進行肌力訓練的人都會自己精心策畫訓練菜單，像是「要使用什麼器材」或「要做幾組」等等。

另一方面，這種時候經常被忽略的是「休息」。

事實上，**想達到最佳肌肥大效果，組間「要夾雜多久休息時間」是很重要的因素。**組間休息時間會對肌肥大訓練造成影響，這已經是當前運動科學的各種研究報告的共識。

然而，「最佳」休息時間會取決於有無訓練經驗、性別差異等等，而有不同的準確時間。因此，請大家記住本節中提及的案例並納入訓練參考中。

休息要短時間？長時間？

在運動科學領域，這個主題長期受到短時間派（1分鐘）和長時間派（3～5分鐘）兩派人馬的議論。短時間派以「增加生長激素分泌」為根據，認為1分鐘的休息時間最能夠提升肌肥大的效果。

在一項研究中，要求受試者進行4組臥推和深蹲，並將組間休息時間設定為1分、1分半、2分，再針對運動後的生長激素和睪固酮濃度進行測量。結果顯示，與2分的休息時間相比，生長激素在1分與1分半的休息時間中是有所增加的。

根據這些研究結果，短時間派主張「組間最佳休息時間為1分鐘左右」。日本許多媒體、個人部落格也引用了這種說法，因此「組間休息時間越短，生長激素分泌越多，肌肉也越容易生長」就成為了「常識」。

但在這之後，有研究發現「生長激素的增加，並不會促進肌肉蛋白的合成作用或肌肥大」。

二〇一二年，麥克馬斯特大學的威斯特等人針對肌肥大的各種因素進行了驗證。在12週的訓練過後，受試者的肌肉增加了大約20%。接著他們研究生長激素、睪固酮、第一型類胰島素生長因子（IGF-1）對於肌肉增加的影響，但結果並沒有顯示出這些因素與肌肥大有顯著的關聯性。

二〇一三年，同所大學的米歇爾等人再次檢驗威斯特等人的報告後，得出了相同結果。此外，從這些結果更推導出「透過訓練短暫性增加生長激素，並不會促進肌肉蛋白的合成或肌肥大」的結論。報告更指出，「肌肥大是在運動單位充分動員下，活化細胞內的機制，並促進肌肉蛋白的合成作用所引起的現象」。

也就是說，**組間休息時間並非越短越好**。

最佳休息時間具有個體差異

人類在年齡、性別、體型、運動機能、有無訓練經驗上存在著「個人差異」。例如，以前報告就指出男性與女性的恢復機制有差異，如肌肉量、肌肉代謝、血流量等等，但過去卻不曾考慮過性別差異會影響到組間休息時間。那麼，在提升總負荷量來發揮肌肥大最佳效果時，是否有證據能作為參考基準，找到最適合自己的組間休息時間？二〇一七年澳洲墨爾本大學的格吉奇等人所報告的系統性文獻回顧就回答了這個問題。

格吉奇等人分析了23組組間休息時間的相關研究報告，發現最佳休息時間會因為性別、訓練經驗、運動強度而有所差異。其中，他們又分析了性別差異對休息時間造成的影響，提出一個論點：女性的肌肉代謝的回復速度高於男性。

格吉奇等人也針對有無訓練經驗之於最佳休息時間的影響。擁有訓練經驗的人往往會進行高強度訓練，在這種情況下，較長的休息時間（2分鐘以上）更能增加總負荷量，提升訓練效果。而對於經常選擇中、低強度訓練的訓練初學者，短時間（1∫2分鐘）的休息也能達到訓練效果。除了長時間派主張要盡可能長時間休息之外，加上格吉奇等人的分析回顧，得出最佳休息時間存在著個別差別的結論。

擁有訓練經驗的人所進行的高強度訓練，確實可以透過拉長組間休息時間來增加總負荷量。但是，在健身房訓練可能需要排隊等候器材，在中間夾雜長時間的休息或許會有實行困難。

基於格吉奇等人的報告，在這種情況下可以考慮降低訓練強度並增加次數來縮短組間休息時間，同樣可以維持足夠的總負荷量。另外，**初學者在進行低強度訓練時，將休息時間設定在1～2分鐘左右就可以了**。

盡可能拉長組間休息時間，從自己的訓練經驗來考量訓練強度、次數、組數，進而設計出符合自己又能提升總負荷量的訓練菜單！

1-4 【關節活動範圍】伸展關節「到極限了」為止！

正確的可動範圍是「局部範圍」還是「全範圍」呢？

最基本的肌力訓練是使用器材設備來進行伸屈運動。因此，關節的「活動範圍」也會大幅影響肌肥大的效果。

關節的活動範圍分成彎曲伸展整個可動範圍的「全範圍」（Full range）和只活動一部分角度的「局部範圍」（Partial range）。

至於哪一種方式更有效，從目前的健身教練、肌力訓練的相關文章看來，意見仍是分歧的。順帶一提，局部範圍相較之下比較輕鬆，這是因為受到肌肉的「長度」與「收縮力」的影響。

圖 07

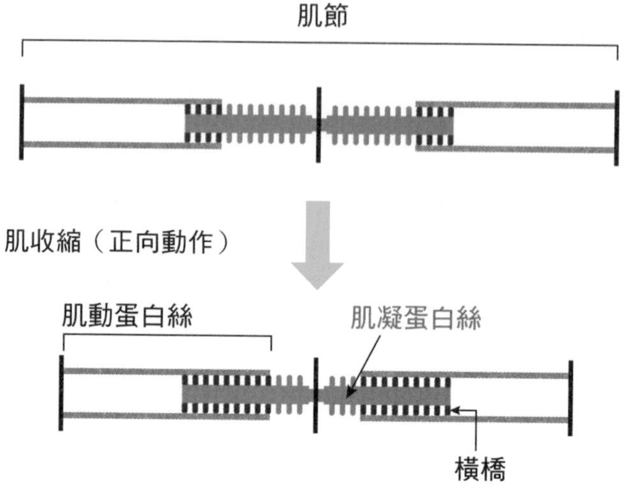

肌肉由大至小分別是肌纖維、肌原纖維所構成的分層結構（詳見P.37的圖01）。在最小的肌原纖維中，有肌肉蛋白的肌動蛋白組成的細纖維和肌凝蛋白組成的粗纖維，這些元素構成一個單位，我們稱作肌節。而肌肉的收縮就是由無數的肌節所產生的。

肌凝蛋白的前端會從肌凝蛋白絲突出來，兩條肌絲交疊時，肌凝蛋白的前端會和肌動蛋白絲連結在一起，形成橫橋（cross bridge）。這讓肌絲產生滑動，使肌肉收縮（圖07）。

而肌凝蛋白和肌動蛋白交疊範圍最廣的肌肉長度稱為「生物長」，當肌肉達到生物長時，可以發揮出最大的收縮力，也就是最大的肌力。一旦過長或過短於生物長的話，能發揮出來的力量就會減少。這種關係我們會用「長度—張力曲線」來呈現（圖08）。

二頭彎舉主要是活動肱二頭肌的部位，但肌肉的長度取決於肘關節的角度。手肘的

圖 08

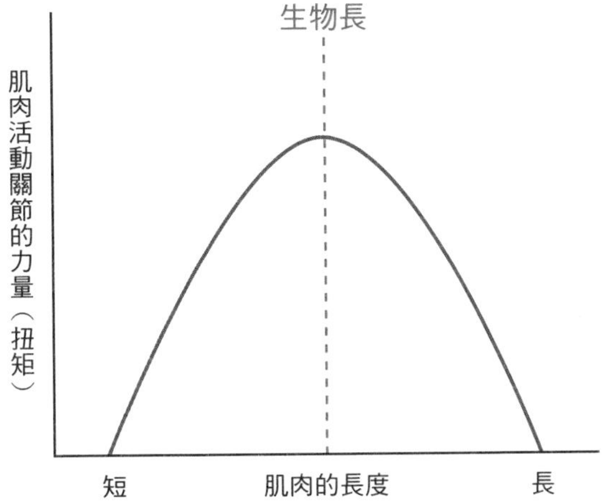

圖 09

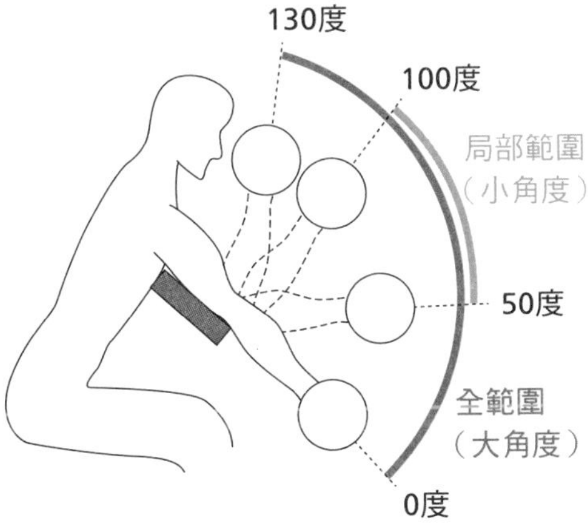

可動範圍為0度至130度，肱二頭肌的生物長約在中間範圍約70度的地方，正是在這個角度能發揮出最大肌力（圖09）。

因此，在進行二頭彎舉的時候，比起彎曲整個可動範圍的全範圍，在中間範圍彎曲的局部範圍會比較輕鬆。相同道理也適用於深蹲和臥推上。此外，很多人應該都有過以下經驗，雖然一開始做全範圍的訓練，但開始疲倦以後，關節活動的範圍就會逐漸縮小。這是因為我們的身體在無意識下，將動作調整到能夠最輕鬆發揮出力量的生物長範圍。

全範圍對肌肥大最有效

訓練的肌肥大效果取決於總負荷量，也就是「訓練強度（重量）×次數×組數」，但最新的研究表明，關節活動的範圍也會產生影響。

二〇一二年，巴西聯邦大學的平托等人針對關節的活動範圍差異所導致的訓練效果提出了報告。

平托等人將四十名受試者區分成兩組，一組以全範圍（0～130度）進行二頭彎舉，另一組則以局部範圍（50～100度）進行，兩組每週皆訓練2次並持續10週。第1週與第2週的訓練強度設定在20RM的低強度訓練，然後逐漸提高，到了第9週與第10週，訓練強度變為8RM。

結果顯示，與局部範圍小組相比，全範圍小組的肌肥大明顯表現較好，效果甚至是局部範圍的2倍。根據這項結果，平托等人認為「全範圍訓練能夠有效達到肌肥大的目的」。

二〇一三年，丹麥哥本哈根大學的布羅姆奎斯特等人針對深蹲時膝關節角度差異下的訓練效果進行驗證。將受試者分為全範圍深蹲組（0～130度）和局部範圍深蹲組（0～60度），每週訓練3次，持續12週。結果顯示，全範圍深蹲組的腿部肌肉量，增加的比局部範圍深蹲組更多（圖10）。這個結果也指出，全範圍深蹲對於肌肥大的效果高過於局部範圍深蹲。

現在這些報告都建議訓練者：**「若以肌肥大為目標的話，全範圍的訓練效果更佳。」**

圖 10

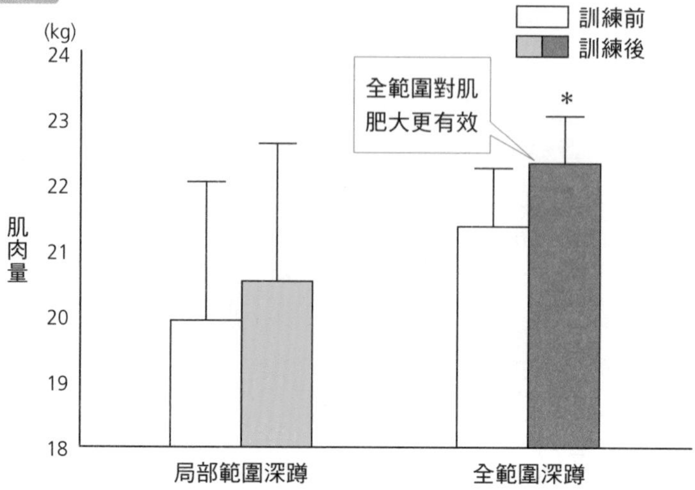

資料來源：Bloomquist K, 2013由筆者製作

圖 11

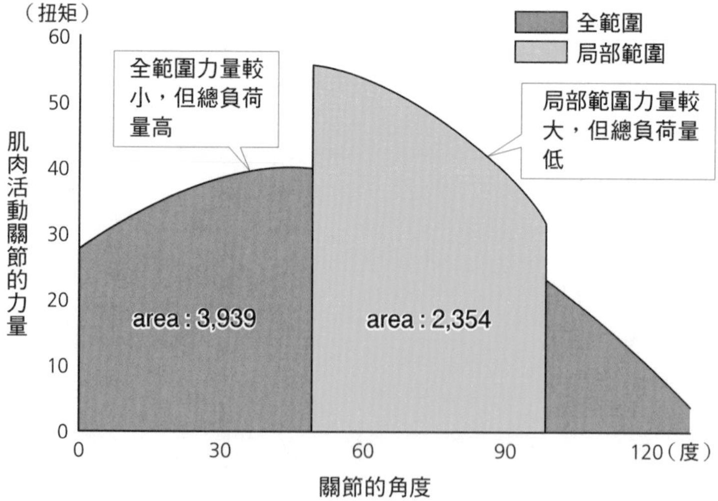

資料來源：Baroni BM, 2017由筆者製作

由於局部範圍是最接近生物長的運動範圍，和全範圍相比，確實可以發揮出更大的肌力，進行更高強度的訓練。然而，如果我們觀察肌肉在活動關節時的總負荷量時，會發現數據顯示全範圍的數值高於局部範圍（圖11）。這就是為什麼在以肌肥大為目的訓練中，我們會推薦全範圍訓練的原因。

關節的可動範圍與受傷風險

當總負荷量逐漸提高時，受傷的風險會令人感到擔憂。

一般而言，局部範圍可以進行高強度訓練，但如此一來關節會承受相當高的壓應力（Compressive Stress），在這個部分由於負擔過大容易受傷。

不過，如果反過來說全範圍比較安全的話，又不盡然。因為有報告指出，全範圍由於能提升訓練的總負荷量，所以受傷的風險也會增加。

二〇一七年八月，聯邦大學的巴羅尼等人以二頭彎舉為基礎，檢驗全範圍與局部範圍為肌肉帶來的損傷。

在這個實驗中，他們將受試者分成全範圍（0〜130度）的小組和局部範圍（50〜100度）的小組，兩組皆以1RM的80％進行10次，總共做4組。觀察損傷的重點在於：①最大肌力（峰值扭矩）、②伸展手肘時的肌肉疼痛、③觸診引起的肌肉疼痛、④手肘的動作。分別於訓練後24小時、48小時、72小時測量。結果顯示，全範圍訓練對肌肉的損傷比局部範圍訓練要來得大。

總體來說，全範圍訓練過後，最大肌力下降，伸展手肘或觸診時會引發肌肉疼痛，持續到72小時之後。相對的，局部範圍訓練雖然也會造成肌肉損傷，但在72小時過後，數值會恢復到原始基線。

當肌肉長度越偏離生物長的範圍，肌肉所負荷的損傷就越大。基於這個結構，巴羅尼等人推測，和局部範圍相比，全範圍讓肌肉大幅度伸展與收縮，因此更容易造成肌肉的損傷，恢復速度也跟著延遲。肌肉發揮的力量會受到肌肉長度的影響，但也有人認為

圖 12

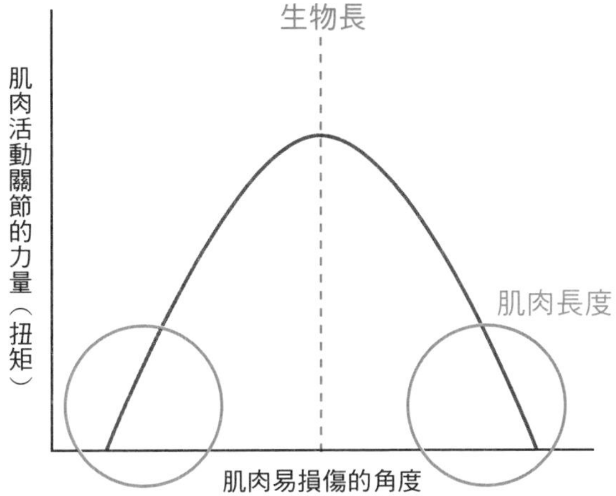

肌肉長度會左右肌肉的損傷（圖12）。

根據這些結果，巴羅尼等人表示：「**在進行全範圍訓練時，應該要考量到肌肉損傷的恢復時間會比局部範圍訓練要來得長，再去制定訓練計畫。**」

針對肌肥大做訓練時，一般會建議採取全範圍訓練，但也有人指出這種訓練方式有可能引發肌肉損傷並延緩恢復。對於進行肌力訓練的人來說，這種利弊取捨是一個令人頭疼的問題。

在進行高強度負荷的訓練時，如果想避免受傷的風險，可以選擇進行局部範圍的訓練，或是在進行全範圍訓練時轉換其他運動。

1-5 【運動速度】要在「8秒以內」！

什麼是運動速度？

大家在進行肌力訓練的時候，有特別留意自己的步調（速度）嗎？肌力訓練對於肌肉的影響會因為「運動速度」差異而產生巨大的變化。如果可以配合目的採取適當的速度進行的話，效果會更好。因此，為了徹底發揮肌肥大的效果，我們接下來要來探討活動關節時的「運動速度」。

當你活動關節的時候，肌肉就會收縮，而收縮方式又大致分成2種（結構）。

- **向心收縮（縮短型收縮／正向動作）：收縮過程中縮短肌肉長度。**

圖 13

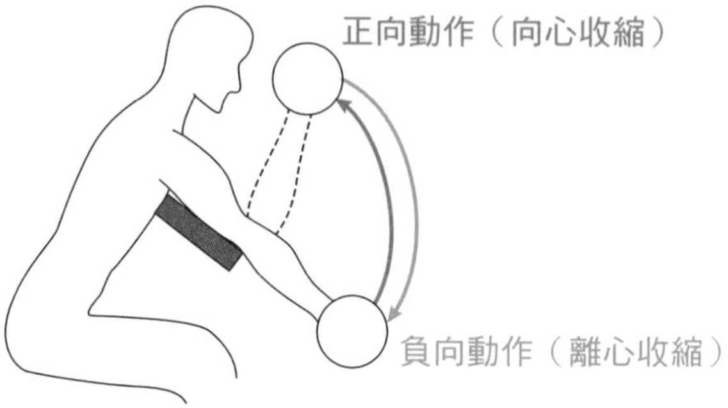

•離心收縮（伸展型收縮／負向動作）：收縮過程中伸展肌肉長度。

比方說，二頭彎舉主要是活動肱二頭肌。當你彎曲手肘舉起啞鈴時，肌肉長度會縮短，肱二頭肌則會收縮。這就是向心收縮（縮短型收縮），也被稱為「正向動作」。此外，當你伸展手肘時，肌肉長度拉長，肱二頭肌會像是踩煞車一樣收縮。這則是離心收縮（伸展型收縮），也被稱為「負向動作」（圖13）。

在本節中，我們要討論的是「運動速度」，也就是向心收縮和離心收縮所需時間相加起來的反覆時間。例如，在做二頭彎舉時，彎曲手肘花費2秒，伸展手肘花費2秒（動作交替時間設為0

秒），則運動速度為4秒。

那麼，能夠發揮出肌肥大最佳效果的運動速度會是多少呢？世界上第一個對這個問題提出證據的是紐約市立大學的施菲爾德等人所進行的統合分析。

他們以8項符合一定條件的研究結果作為基礎，並將從中獲得的數據分成3種不同運動速度的小組，實際驗證運動速度與肌肥大效果的關聯性。

- **快速：0．5～4秒**
- **中等：4～8秒**
- **緩慢：8秒以上**

比較根據三種運動速度計算出來的肌肥大效果（平均效果量），「快速」的效果量為0．42，「中等」為0．37，兩組之間並沒有明顯差異，而由於「緩慢」組沒有顯著的效果，所以被排除在分析範圍之外。

從這些結果中推導出以下兩個結論：

- **如果運動速度為8秒以下，無論是快或慢，對肌肥大的效果都沒有太大差異。**
- **如果慢於8秒，肌肥大的效果會更差。**

而這個結論與本章開頭介紹的「運動單位的動員」有關。運動單位可以分成一個運動神經控制幾十條肌纖維的「小運動單位」和控制幾百條到幾千條肌纖維的「大運動單位」。

- **小運動單位：施展力量小，不易疲憊。**
- **大運動單位：施展力量大，容易疲憊。**

我們將此稱為「大小法則」（詳見P.39）。提高訓練的總負荷量，動員的不僅是小運動單位，還有大運動單位。最後能讓許多肌纖維收縮，達到肌肥大的最佳效果。

實際上，動員運動單位靠的不僅是訓練強度，與運動速度也密切相關。**運動速度越快，就能動員到大運動單位，可以使更多肌纖維收縮。而這個運動速度的上限為「8秒以內」**。

8秒以上的慢速訓練無法達到肌肥大效果

麥克馬斯特大學的謝普斯敦等人召集了20多歲的受試者，並針對二頭彎舉的運動速度進行相關實驗。其中一組將運動速度控制在1秒以內（快速訓練），而另一組的運動速度則設定在8～9秒（慢速訓練）。在這樣的條件下，兩組人馬都進行二頭彎舉，直到力竭為止，每週3次，每次4組，並且持續8週。

接著，針對訓練前後的肱二頭肌的橫斷面積及不同類型的肌纖維的橫斷面積進行測量，發現兩組皆呈現出肱二頭肌肌肥大的成效，而快速訓練的小組取得的成果更優異。

運動單位會根據大小對應到特徵不同的肌纖維類型。小運動單位為歸類為「I型」（慢縮肌纖維），特徵是施展力量小，收縮速度緩慢，不易疲憊。大運動單位為歸類為「II型」（快縮肌纖維），特徵是施展力量大，收縮速度快速，容易疲憊。而II型肌纖維又進一步分為能夠迅速發揮強大力量的「IIa」以及可以發揮出更加迅速強大力量的「IIx」（圖14）。

謝普斯敦等人也針對不同類型的肌纖維肌大進行研究。結果顯示，在I型纖維肥大層面，快速與慢速訓練的兩個小組都有增加的傾向，並沒有顯著的差異。但在II型纖維（IIa、IIx）中，快速訓練的小組卻有顯著的增加（圖15）。

- **「快速訓練」和「慢速訓練」對於I型纖維肥大的效果是相同的。**
- **「快速訓練」能有效促進II型纖維（IIa、IIx）肥大。**

換句話說，8秒以上的慢速訓練無法動員大運動單位來促使II型纖維收縮，肌肥大

圖 14

	小運動單位	大運動單位	
肌纖維類型	I 型	II 型a	II 型x
力量強度	弱	強	最強
收縮速度	慢	快	最快
疲勞程度	不易疲憊	容易疲憊	最容易疲憊
收縮類型	持久型	力量型	爆發型

圖 15

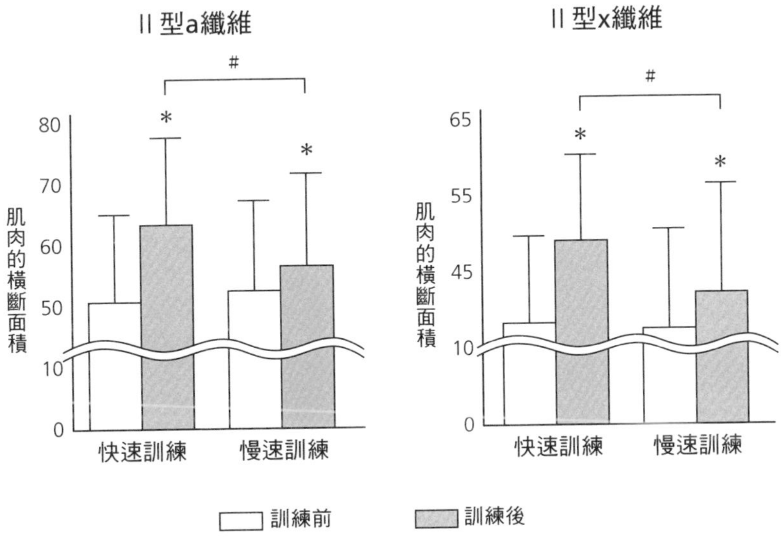

資料來源：Shepstone TN, 2005由筆者製作

的效果也不佳。

為了支持謝普斯敦等人的論點，澳洲新英格蘭大學的舒金等人在報告中指出，在臥推和深蹲這些多關節訓練中，慢速訓練並不會讓II型纖維達到充分的肥大效果。基於這些研究，我們能斷定慢於8秒的訓練的肌肥大效果較差。

正如我目前所述，關於運動速度的研究正在發展中，還沒有豐富的研究成果，也沒有基於性別、年齡、訓練經驗有無等因素進行次群組分析。但從神經心理學機制的角度而言，研究也顯示出慢於8秒的慢速訓練效果較差。

為了達到肌肥大的最佳效果，我們應該要留意快速訓練，至少在自己的日常訓練中要將運動速度控制在「8秒以內」。

1-6 【肌肉收縮的方式】別太執著負向動作！

正向動作與負向動作

我在上一節提到肌肉收縮有兩種類型，分別為向心收縮（縮短型收縮／正向動作）與離心收縮（伸展型收縮／負向動作）。

事實上，近年來，許多關於肌力訓練的書籍、部落格都引用了「下意識使用離心收縮的訓練，能提升肌肥大的效果」的文章。負向訓練真的有助於達到肌肥大的效果嗎？要解決這個疑問，我們先來復習一下正向動作與負向動作吧。

比方說，在進行二頭彎舉時，舉起啞鈴彎曲手肘，肱二頭肌會產生向心收縮（正向動作）。而伸展手肘的時候，肱二頭肌會像是踩煞車一樣收縮，產生離心收縮（負向動作）（詳見P.66的圖13）。

在進行臥推時，降下槓鈴會讓胸大肌（前胸的肌肉）產生像踩煞車般收縮的負向動作，而舉起槓鈴的動作則是讓胸大肌緊縮的正向動作。

深蹲所使用到的股四頭肌，在彎曲膝蓋時產生負向動作，伸展膝蓋時產生正向動作。

實際上，**比起向心收縮，離心收縮能夠承受更多的重量**。所以，對肌肉施加更大的刺激被視為是提升肌肥大效果的原因之一。

離心收縮的特殊機制

離心收縮之所以能夠承受較大的重量，是因為離心收縮擁有一個特殊機制，是正向動作所沒有的。

肌原纖維是最小的肌肉單位，內部包括含有肌肉蛋白的肌動蛋白組成的細纖維和肌凝蛋白組成的粗纖維，這些元素構成一個單位（詳見P.56的圖07）。

在正向動作中，當肌肉長度縮短時，2條肌絲交疊時，肌凝蛋白的前端會和肌動蛋白絲連結在一起，形成橫橋。這讓肌絲產生滑動，使肌肉收縮，發揮出肌力。

另一方面，在離心收縮中，肌肉是一邊延展一邊收縮的。肌節裡的2條肌絲交疊部分減少，能夠形成的橫橋也會變少。在這樣的情況下，發揮力量的肌肉會削弱，負向動作如煞車作用般的特性也就不會產生。

這時就輪到「**肌聯蛋白**」登場了。肌聯蛋白是目前自然界已知的最大蛋白質，**具有像彈簧一樣伸縮自如的「彈簧能力」**。當離心收縮使橫橋減少時，肌聯蛋白就會充當彈簧，以強力向朝向拉動（煞車作用）。這種被動張力正是離心收縮的負向動作可以承受極大重量的原因（圖16）。

一項研究表明，肌肉在負向動作的負荷量高於正向動作20～50%。基於這樣的機

圖 16

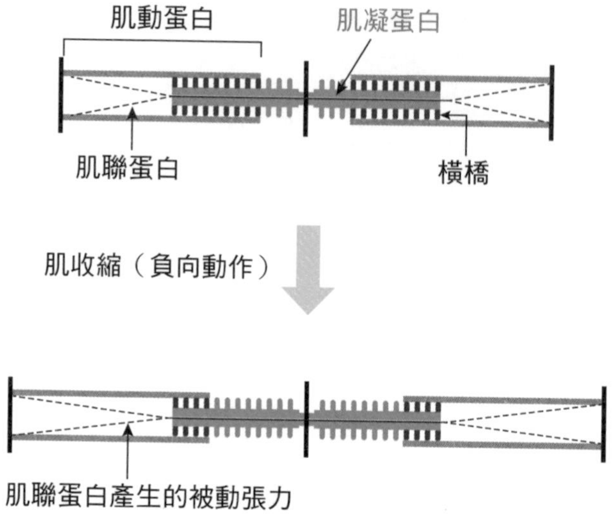

制，人們開始認為「增加肌肉的負荷並施加更多機械應力（mechanical stress）的負向訓練所產生的肌肥大效果更佳」。

負向訓練效果並不大!?

加拿大英屬哥倫比亞大學的羅格等人是世界上首先針對負向訓練的具體效果提出科學證據的人。

二〇〇九年，羅格等人針對8份驗證正向訓練和負向訓練的肌肥大效果的研究報告進行統合分析，並得出結論：「與正向訓練相比，負向訓練的肌肥大效果更佳」。這份報告被人們認定為肌力訓練的新「常識」，許多媒體與健身教練也開始推廣負向訓練。

然而，許多研究人員仍對此採取保留態度。因為上述用於統合分析的研究報告中，只有3份報告使用的是高精度肌肉量測量方式。且再進一步對這3份研究進行詳細分析後發現，**雖然負向訓練的肌肥大效果稍高，但兩種訓練效果之間並沒有顯著的差異**。

二〇一七年，紐約市立大學的施菲爾德等人針對使用了肌肉切片、超音波、MRI等高精度測量方式的15份研究報告進行了統合分析。結果顯示無論是負向訓練或正向訓練均觀察到肌肥大的效果，但兩種訓練效果並沒有統計學上的明顯差異。也就是說，負向訓練的肌肥大效果僅略微高於正向訓練而已。

施菲爾德等人指出：「只做負向訓練其實對於肌肥大並沒有太大優勢，但在一般訓練時，特別留意負向動作將有助於肌肥大。」

就像運動速度的討論一樣，不同形式的肌肉收縮對於訓練效果的影響的相關研究仍然正在發展。儘管如此，最新的證據顯示，負向訓練的肌肥大效果並沒有大家宣稱的那麼好。

總結目前為止所介紹的知識：請在進行肌力訓練時，**妥善規劃訓練內容，有意識地降低負向動作的運動速度，並且提升總負荷量，就能達到肌肥大的最佳效果。**

1-7 【一週頻率】一週練3次或6次的效果一樣

有沒有對肌肥大最有效的訓練頻率？

「一週應該要肌力訓練幾次呢？」剛開始訓練的人想必內心都會有這種疑問吧。可以隔1天等待肌肉恢復，然後一週進行3次。但也有人隔2天或3天，一週進行2次等等，各種頻率都有。此外，這還取決於你的個人生活方式。有人工作、生活天天都很忙碌，沒有多餘的時間能做肌力訓練。也有人不知道什麼時候該休息，只知道天天訓練。換句話說，訓練頻率並沒有一個明確的標準，找不到答案的人就只是「憑感覺」進行訓練。

在本節中，我們將用最新知識解讀能達到肌肥大最佳效果的每週訓練頻率。

肌肥大的決定性因素是由「訓練強度（重量）×次數×組數」推導出來的總負荷量。只要以此為基礎，增加每週訓練頻率和每週總負荷量就能提升肌肥大的效果。

二〇一六年，紐約市立大學的施菲爾德等人是世界上第一批針對肌肥大效果與每週訓練頻率進行統合分析的人。

他們分析了7份調查肌肥大效果與每週頻率（每週1～3天）的研究報告，得出以下結論：

- **每週1天的訓練沒有效果。**
- **每週2天的訓練有肌肥大的效果。**
- **每週3天的訓練也有同樣效果。**

這些結果顯示，提高每週頻率和增加每週總負荷量可以提升肌肥大的效果。

圖 17

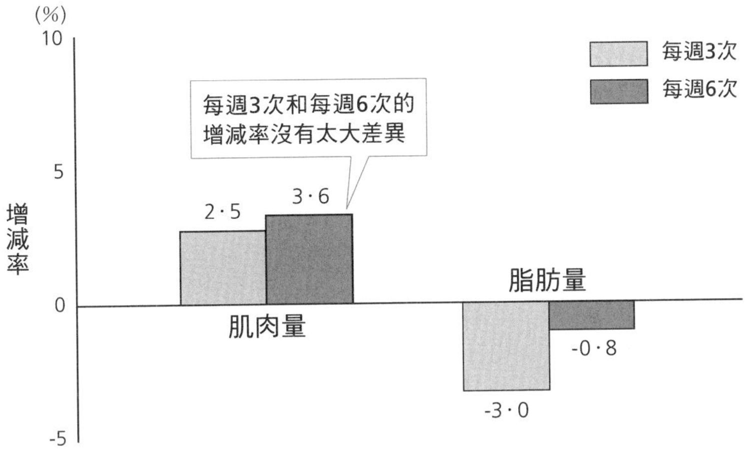

資料來源：Colquhoun RJ, 2018由筆者製作

基於這些結果，奧克拉荷馬州立大學的科爾奎霍等人在研究報告指出，「**肌肥大的效果取決於每週的總負荷量，而不是單一一次的總負荷量。**」

二〇一八年，科爾奎霍等人召集了有訓練經驗的人，並依頻率將他們分成每週3次組與每週6次組，所有的受試者都要進行深蹲、臥推及硬舉。關鍵在於設定好強度（重量）、次數、組數，讓3種項目每週的總負荷量達到相同的數值。即便頻率不同，但兩組的每週總負荷量是相同的。

讓受試者進行為期6週的訓練，並在訓練前後測量肌肉量。結果顯示，兩組受試者的肌肉量均增加，且之間並無顯著差異（圖17）。

由此結果得知，肌肥大的效果取決於每週的總負荷量，而不是頻率。也就是說，**只要每週的總負荷量相同，每週3次或6次的效果其實沒有太大的差異**。

考量總負荷量而非頻率

身而為人，我們不可能每天都維持在極佳的狀態。一天的訓練總負荷量會受到身體狀況變化的影響，生病或疲倦的時候，總負荷量也會下降。在這種情況下，如果你已經事先預設好每週總負荷量的基準值，只要適當調整頻率，一樣能夠確實得到肌肥大的效果。

總負荷量是由「訓練強度（重量）×次數×組數」推算出來的。因此，高強度×少次數的訓練與低強度×多次數的訓練相比，只要總負荷量相同，肌肥大的效果也會相同。

例如，重量10kg的訓練進行10次，一天4組×每週2次（模式①）和一天2組×每

圖 18

模式①：總負荷量＝10kg×10次×4組×每週2次＝800kg
模式②：總負荷量＝10kg×10次×2組×每週4次＝800kg

圖 19

模式①：總負荷量＝10kg×10次×2組×每週3次＝600kg
模式②：總負荷量＝10kg× 5次×4組×每週3次＝600kg

週4次（模式②）的總負荷量是相同的，所以肌肥大的效果也是相同的（圖18）。

此外，即便是相同頻率（每週3次），重量10kg的訓練10次，一天進行2組（模式①）和重量10kg的訓練5次，一天進行4組（模式②），總負荷量相同，所以肌肥大的效果也相同（圖19）。

二〇一八年，維多利亞大學的格爾吉奇等人，根據23份檢驗肌肥大效果和每週頻率的研究結果進行回顧，最後得出結論：「只要每週總負荷量相同，無論頻率是每週2次或每週4次，肌肥大的效果都是相同的。」

此外，「若想提升肌肥大效果，可以藉由增

加每週頻率、提高每週總負荷量來讓肌肥大效果更進一步」。

如果考量到忙碌的工作和生活，以及疲勞恢復，一般而言每週2～3次的訓練或許是最實際的。不過，肌肥大的關鍵不在於頻率，而是每週總負荷量。

首先，**確立「每週總負荷量」來作為訓練指標，並以此為基準，根據身體狀態和疲勞程度，適當管理及調整訓練強度、次數、組數、頻率。這種做法才是提升肌肥大效果的捷徑。**

1-8 「肌力增強」方程式

肌肉多不等於肌力強

肌力訓練的另一個目的是「增強肌力」，接下來，我們要來思考讓增強肌力達到最佳效果的肌力訓練方程式。

當我們看到身體健壯結實的人（肌肉多的人），我們可能會覺得：「他的肌力應該也很強吧。」然而現代運動科學認為「肌肉大小無法代表肌力強度」。

生活中有許多典型例子。一般來說，日本人的體型比外國人瘦小，肌肉也比較少。但在運動競技方面，許多選手面對強勁的對手依然可以反轉劣勢，獲取佳績。由此可以理解，肌肉多寡和肌力強度不見得有直接相關。

在研究肌肉大小和肌力關聯性的報告中指出，肌肥大對於增強肌力的助益只有50～60%。此外，雖然代表肌肉總量的肌肉體積與肌力之間存在一定關聯，但目前仍未找出完整的關聯性。

為什麼我們沒有辦法透過肌肉大小來解釋肌力呢？這是因為**與肌力密切相關的另一個因素：神經活動。**

鍛鍊右手，左手也會受到「教育」

肌肉收縮是由大腦神經傳達命令而引發，現代腦科學更指出，提高神經活動去適應運動將有助於增強肌力。

比方說，有一種方法不需考量肌肥大程度就能透過神經活動輕鬆增強肌力。用「右手」舉起沉重的啞鈴，做二頭彎舉直到力竭。其實，光是這樣就能讓「左手」的肌力增

圖 20

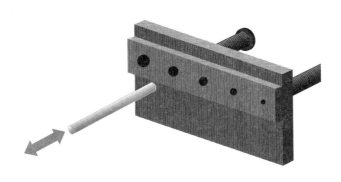

強10%。雖然聽起來很不可思議，但這也是有科學證據的。

一八九四年，耶魯大學的心理學家斯科普徹等人進行了一項關於運動學習的實驗，讓受試者反覆將細小的棍棒穿過板子上的孔。孔的邊緣設有感應器，一旦棍棒碰到時，畫面就會出現錯誤訊息，而他們針對這些錯誤次數進行了統計（圖20）。

受試者右手拿著棍棒，小心翼翼地穿過孔，一開始會出現許多錯誤訊息。不過，隨著次數增加，受試著逐漸習慣這項動作，錯誤次數也跟著減少。原本這個實驗的目的是測試反覆行為對運動學習的效果，但他們在實驗過程中發現了另一件事。

受試者在能夠精準地將棍棒穿過孔以後，改為用左手進行相同的動作。令人驚訝的是，左手的錯誤次數遠比右手一開始的錯誤次數要來得少。針對這項結果，斯科普徹等人認為一隻手在學習運動時，另一隻手在無形中也會受到「教育」，他們將這樣的情況稱為「交叉教育現象」（Cross education）。

這次他們讓受試者握著連接水銀計的橡膠球，測量左右手的握力。接下來，受試者使用右手進行訓練，反覆握緊橡膠球，但他們發現沒有特別訓練的左手的握力也增加了。從這個結果可以得知，這樣的現象不只會出現在運動學習上，也會發生在「肌力」上。

之後，許多研究證實了交叉教育現象具有強化肌力的效果。二〇一八年，義大利薩薩里大學的曼卡等人針對31份研究結果（785人）進行統合分析，並在報告中指出：「單側訓練能讓另一側的肌力提高11．9％（手臂9．4％、腿部16．4％）。」

光是「想像」就能讓肌力增加約10％

還有另一種簡單的方法可以透過神經活動來輕鬆增強肌力，那就是「想像自己正在

圖 21

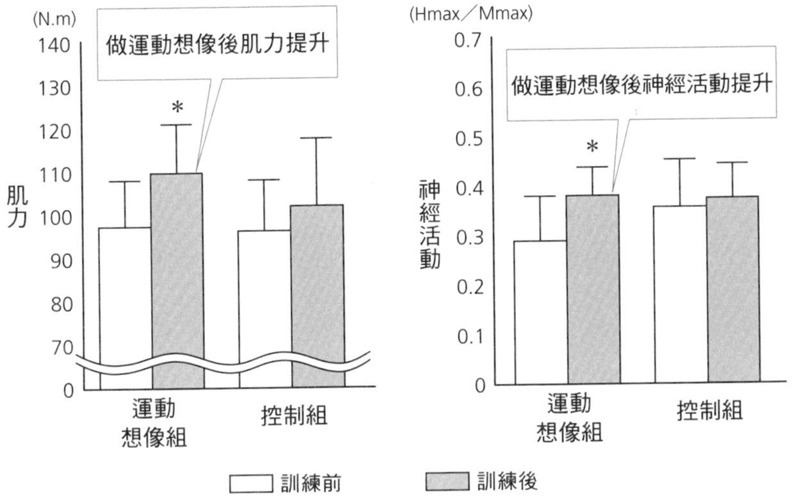

資料來源：Grosprętre S, 2017由筆者製作

進行訓練」。事實上，光是這樣就能讓肌力增強10％左右。另有最新證據顯示出腦科學領域驗證了肌肉與神經活動之間的關係。

二〇一七年，法國勃根地大學的格羅普雷特等人在報告中指出，受試者連續7天進行相同的運動想像，結果小腿三頭肌（膝關節後方的肌肉）的肌力（等長肌力）增強了9．46％。此外，從神經生理學的觀點評估，受試者的脊神經活動在運動想像結束後也增加了（圖21）。

同樣在二〇一七年，同一所大學的露飛諾等人回顧了過去驗證運動想像增強肌力的機制的研究報告，表明大腦皮質運動區的神經活動會隨著脊髓而增加。

如此這般，即使肌肉大小沒有變化，仍然可以透過改變神經活動來增強肌力。然而，前面介紹的2種增強肌力的方法都只是神經活動的暫時性變化而已。隔天肌力就會恢復到原本的程度，並不是真正的肌力增強。

因此，「**神經活動的適應**」很重要。

大腦是由超過160億的神經元以複雜的方式交織而成的巨大網絡，而神經元會透過前端的樹突和其他神經元及突觸相互連結，傳達數以萬計的龐大資訊。當你開始一項新運動時，即便一開始很生疏，但經過反覆練習後就可以逐漸改善，也就是「用身體記住」的概念。這是因為在將接收到的各種新資訊傳送出去的過程中，突觸重組，神經網絡於是產生變化。

我們將這種網絡重建稱為「神經活動的適應」，在腦科學領域被用來作為改善運動的機制。而且，**如果想獲得長期的增強肌力效果，關鍵在於要隨著肌肥大改變並適應神經活動，才能發揮出更強大的肌力**。

從這種增強肌力的機制，我們可以了解到，目前為止介紹的那些以「肌肉增大方程式」為基礎的訓練方法無法充分達到增強肌力的效果。為了獲得增強肌力的最佳效果，我們必須思考其他能夠適應神經活動的方程式，也就是「肌力增強方程式」。

增強肌力的效果＝訓練強度×運動速度×每週頻率

接下來，我們來看看「肌力增強方程式」的各種元素吧。

1-9 【訓練強度】增強肌力只能靠「高強度訓練」！

增強肌力的效果會隨著「神經活動的適應」而提升

對於讓肌力增強達到最佳效果的訓練強度，美國運動醫學會稱：「建議進行高強度訓練。」具體來說，他們建議1RM進行80%以上的的高強度訓練，現在運動科學也支持這項說法。

為什麼增強肌力不能是低強度或中強度，一定要選擇高強度訓練呢？在思考這個問題時，我們要讓「大小法則」（詳見P.39）再次登場。

為了發揮強大的力量，動員大運動單位進行收縮是絕對必要的條件。一個肌肉裡有

圖 22

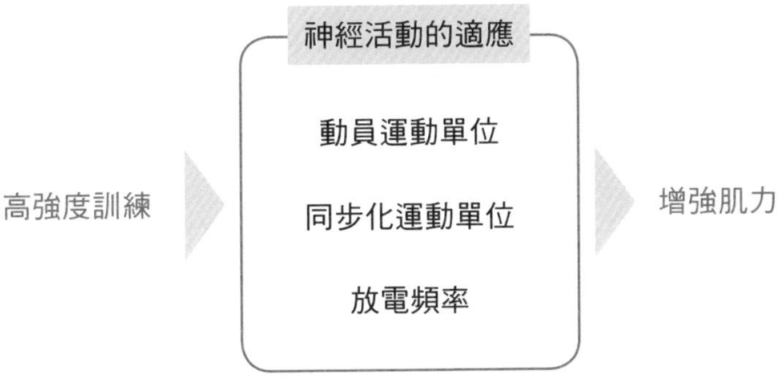

數個大運動單位，想發揮強大力量就不能讓大運動單位是鬆散的狀態，而必須在同一個時間點收縮，我們稱為「運動單位同步化」。

發揮強大力量的另一個重要因素是「放電頻率」（Rate Coding）。只要提升神經活動的放電頻率，就可以同時動員大量的運動單位，讓身體發揮出更強大的肌力（圖22）。

反覆進行幾乎沒有經驗的高強度訓練會提升大腦中神經活動的放電頻率，重構神經網絡，動員並同步多數運動單位以發揮出強大的力量。一旦網絡建構完成，神經和肌肉都會強化到可以處理更高強度的重量，能夠發揮出必要的肌力。這就是透過適應神經活動來增強肌力的機制。

增強肌力的基礎是「特異性原則」

基於這些神經生理學機制所推導出的「特異性原則」（Principle of Specificity）就是增強肌力的基礎。

比方說，或許有些人有過類似的經驗，將錯誤的臥推姿勢調整成正確姿勢以後，反而舉不起相同的重量了。這是神經活動已經適應了錯誤的姿勢。即便是相同的訓練內容，正確的姿勢和錯誤的姿勢所使用的肌肉是不一樣的。活動身體時的這些差異，神經活動網絡是會去一一適應的。

近年來，神經生理學的最新知識揭示了人體的學習功能，甚至還有證據表明，高強度訓練可以有效增強肌力。

二〇一七年，紐約市立大學的施菲爾德等人針對21份調查訓練強度與增強肌力的效果的研究報告進行了統合分析。他們將數據分類成1RM的80％以上的「高強度」和低於80％的「中低強度」兩組，針對訓練6週的增強肌力效果進行分析，結果發現高強度訓練增強肌力的效果更加顯著。基於這項結果，他們認為：「**採用高強度重量的訓練有助於提升肌力，其原理與神經活動的適應機制是一致的。**」

現代運動科學也將這份統合分析結果作為證據，主張高強度訓練能讓增強肌力達到最佳效果。如果你想增強肌力，高強度訓練是唯一選擇。這就是最新證據所提供的答案。

1-10【運動速度】想增強肌力就要在「6秒以下」！

「6秒以下」能讓肌力增強達到最佳效果

肌肥大和肌力增強之間存在著各種差異，近年來更是提倡能夠同時滿足兩方面的訓練方法。例如，我在本章第5節中提到「運動速度在8秒以內對於肌肥大是最有效的」。那麼，讓肌力增強最佳化的運動速度是多少呢？

二〇一七年，雪梨大學的戴維斯等人是世界上第一批針對最有效增強肌力的運動速度進行統合分析的人，他們做出以下結論：

•6秒以下的運動速度，有最佳的肌力增強效果。

這項統合分析包括了15份研究報告，共有509名受試者（292名男性、217名女性），年齡層介於19～73歲，包含有訓練經驗者與無訓練經驗者。戴維斯等人將從研究報告中取得的數據分成「快速（約2～4秒）與「中等至慢速（4．7～6秒）」兩種運動速度並進行分析。結果顯示，「快速」的肌力增強效果為21．8%，「中等至慢速」的肌力增強效果為20．8%。然而，兩者之間的效果差異非常小，運動速度的不同對於肌力增強效果並沒有顯著差異。

運動速度會受到訓練強度（重量）所影響。當然，低強度訓練的運動速度較快，高強度訓練的運動速度較慢。

戴維斯等人又進行了次群組分析來檢驗訓練強度的影響。結果顯示，當訓練強度適中時，運動速度較快者，肌力增強的效果較佳。此外，由於這條項統合分析中同時包含年輕人和老年人、有訓練經驗者與無訓練經驗者，所以他們又針對年齡和訓練經驗有無的影響進行了次群組分析。結果表明，年齡和訓練經驗並不會影響本項分析結果。

戴維斯等人的研究結果顯示，只要運動速度在6秒以內，無論是快或是慢，對於增強肌肉的效果都沒有太大差別。而在中等強度下，運動速度越快，肌力增強效果越佳。綜合以上結果，**無論年齡或訓練經驗有無，6秒以內的運動速度都能達到肌力增強的最佳效果**。

這個結論和肌肥大「8秒以內的運動速度」不同，而原因就是上一節介紹的「神經活動的適應」。

若要增強肌力，我們必須鍛鍊能夠發揮強大力量且收縮速度快的II型纖維。因此，以比鍛鍊肌肥大時更快的運動速度來進行高強度訓練是有助益的。透過反覆進行這種訓練，動員大量II型纖維，神經活動會逐漸適應，肌力也會隨之增強。

戴維斯等人認為，肌力增強效果之所以不受年齡或訓練經驗的影響，也是因為「神經活動的適應」。

肌力增強效果取決於「肌肥大＋神經活動的適應」。隨著年齡的增長，肌肉會越來越難達到肌肥大的效果。有人提出原因是出於「肌肉蛋白合成抗性」，而近年來，這個機制也越來越清晰。換句話說，衰老會影響肌肥大的效果。另一方面，神經活動的適應受到衰老的影響較小，年齡對於肌力增強效果的影響也不大。

此外，即便具有訓練經驗，神經活動的適應性不見得會比較好。也就是說，對於進行肌力訓練的人來說，神經活動的適應是同樣重要的因素。因此，戴維斯等人推論，訓練經驗對於肌力增強效果的影響不大。

戴維斯等人的統合分析結果支持了美國運動醫學會的官方聲明，並且在現代運動科學領域普遍達成共識。

1-11 【一週頻率】了解增加肌力的「一週頻率」

提高每週頻率就能增加肌力

美國運動醫學會在二〇〇九年發表的官方聲明中指出，「建議以每週2～3次的頻率」進行增強肌力的訓練。然而，這份官方聲明並沒有科學依據，只是提倡一種推測出來的概念而已。

近年來，「每週訓練頻率」已經成為運動科學領域的重大主題，並且在二〇一八年提出了2份統合分析。

維多利亞大學的格爾吉奇等人根據22份研究報告，分析了每週頻率與肌力增強效果之間的關聯性。結果顯示，提高每週頻率後，肌力增強效果顯著提升。

此外，他們更針對訓練內容（單關節或多關節）、年齡、性別進行分析，進而得出幾項重要的結論。

如果針對二頭彎舉這種單關節訓練（將負荷施加在單一關節的訓練）和臥推這種多關節訓練，檢視每週頻率和肌力增強效果之間的關聯性，會發現頻率變化對單關節訓練影響並不大，但多關節訓練會因為頻率提高，肌力增強效果也隨之提升。這代表神經活動的適應與多關節訓練的總負荷量有著更密切的關聯。

和單關節訓練相比，多關節訓練需要用到更強的肌力，也會使用到更多肌肉。如果要同時讓多個肌力發揮出強大力量的話，那就必須透過訓練，讓身體學習運動單位的動員和同步，神經活動的放電頻率等等，來提升神經活動的適應性。這樣的訓練需要高次數和高頻率，總負荷量自然會跟著增加。

此外，針對年齡和性別的分析表明，年輕人的肌力增強效果會隨著增加每週頻率而有所提升。而在每週頻率相同的情況下，女性的肌力增強效果會比男性要來得高。從格爾吉奇等人的統合分析可以得知，肌力增強效果和肌肥大一樣，會隨著每週頻率而提升。

那麼，如果每週總負荷量相同，肌力增強效果也會隨著頻率提升嗎？

有12份研究報告針對每週總負荷量相同的情況下，每週頻率對肌力增強效果的影響進行驗證，而英國西蘇格蘭大學的洛斯頓等人則根據這些研究報告進行了統合分析。他們依據每週頻率分成三組並進行分析：低頻率（每週1次）、中頻率（每週2次）、高頻率（每週3次）。

結果顯示，當每週總負荷量相同時，即使改變每週頻率，肌力增強效果也沒有顯著的差異。洛斯頓等人根據這項結果表示，**肌力增強和肌肥大一樣，每週總負荷量才是有效指標**。

「肌力增強的效果基於神經活動的適應性」的機制也能解釋這項結果。以正確的姿勢反覆進行高強度訓練，讓神經活動加以適應，可以讓肌力增強效果更好。神經活動的適應，代表讓身體學習記憶動作，藉此發揮強大力量。換句話說，**訓練次數增多可以提升學習成效，並達到增強肌力的效果**。

因此，每週的訓練總負荷量（強度固定為高強度，次數和組數相乘）就會成為考量肌力增強效果的一個指標。這樣的做法不僅適用於肌肥大，也適用於肌力增強，從每週總負荷量到每週頻率都可以規劃。

到目前為止，我們以最新科學證據為基礎，探討了能夠讓肌肥大與肌力增強達到最佳效果的「肌力訓練方程式」。肌肥大與肌力增強的效果會隨著增加每週頻率而提升，也可以從每週總負荷量來管理或調整每週頻率。在現代運動科學中，這樣的觀念被視為是一種新「常識」。

肌力增強和肌肥大一樣，訓練基準取決於「每週總負荷量」。根據身體狀態或疲勞程度妥善管理和調整次數、組數、每週頻率是很重要的。

第2章

這才是最科學的正確「訓練」！

2-1 【訓練之前】肌力訓練從「前一晚」開始！

睡眠不足會影響身體和心理。

在本章中，我將用前一章所描述的「肌力訓練方程式」為基礎，介紹具體的訓練方法。

首先，希望大家先理解一個觀念：「**肌力訓練並不是到了健身房之後才開始。**」運動科學領域已經證實，睡眠對於提升總負荷量的重要性。

二〇一二年，英國的體育機關大英聯合王國運動委員會（UK Sport）研究睡眠時間對於訓練效果的影響。他們召集了一批運動員，將受試者分成兩組，一組睡眠時間超過

圖 23

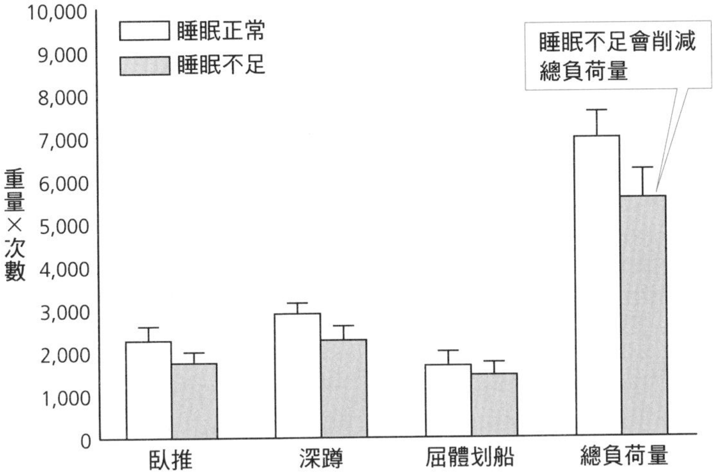

資料來源：Cook C, 2012由筆者製作

8小時，一組則不足6小時，並請所有受試者進行多關節訓練，例如臥推、深蹲、屈體划船。訓練重量設定為1RM的85%，每次做到力竭為止，共做4組。之後，讓兩組互換並在同樣的條件下進行訓練。

結果顯示，與睡眠時間超過8小時的小組相比，睡眠時間不足6小時的小組臥推、深蹲、屈體划船的總負荷量都減少了。他們認為**睡眠不足會降低訓練效果**（圖23）。過去曾有報告指出「睡眠時間比平時少3小時會降低多關節訓練的成效」，而這項結果也支持了這個論點。

這種睡眠不足帶來的影響不只是身體層面，也會影響到精神層面。

根據二〇一八年一月針對運動員的回顧報告指出，**睡眠不足會降低動力和注意力，導致不舒服的狀態（煩躁），甚至會因為重量和次數過高引發過度訓練的危險**。

睡眠不足導致肌肉吸收的「醣類」不足

另一方面，突尼西亞的國家運動醫學科學中心和澳洲迪肯大學的諾爾斯等人的研究發現，如果是進行單關節訓練的話，睡眠不足並不會造成影響（圖24）。

為什麼睡眠不足只會對多關節訓練造成影響呢？我們認為原因是「肌肝醣的減少」。

肌肝醣是儲存在肌肉裡的一種醣類，是肌肉收縮時的能量來源。比起慢跑這類有氧運動，肌力訓練的運動模式更接近無氧運動。在有氧運動中，氧氣和肌肝醣可以作為能量來源，但無氧運動中無法運用氧氣，所以肌肝醣是唯一的能量來源。而**睡眠不足會讓**

圖 24

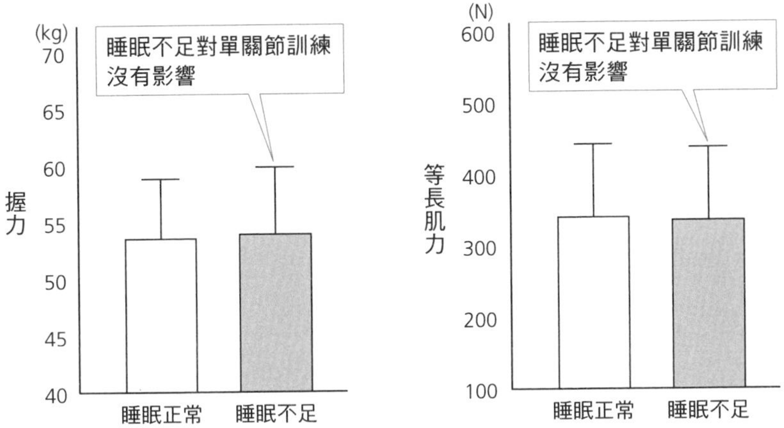

資料來源：Souissi N, 2013由筆者製作

肌肝醣減少。

二〇一一年，澳洲查爾斯特大學針對睡眠不足的運動員進行肌肝醣含量的檢驗。結果顯示，與睡眠正常時相比，肌肝醣在睡眠不足的情況下含量明顯降低。

此外，另一種會負責將醣類帶入體內的物質稱為胰島素。睡眠不足也會降低胰島素的功能（我們稱之為「胰島素抗性」）。

二〇一七年，英國斯特靈大學針對睡眠不足對胰島素抗性的影響進行研究。結果發現，如果睡眠時間只有平常的一半，胰島素抗性會顯著增加。

圖 25

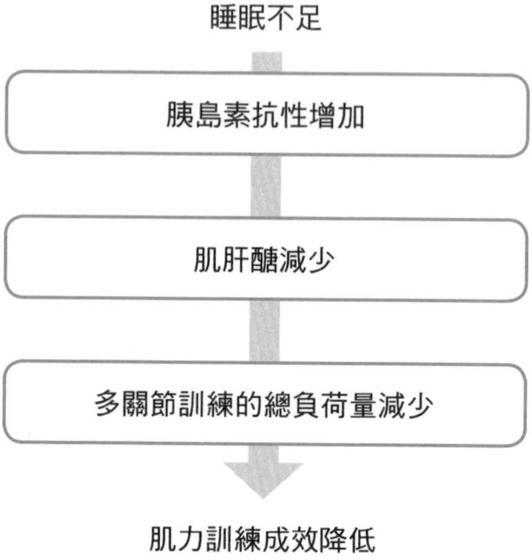

多關節訓練比單關節訓練動員更多的肌肉，所以能量消耗很大，需要大量的肌肝醣。**睡眠不足會增加胰島素抗性並降低肌肝醣含量，所以會導致需要消耗大量肌肝醣的多關節訓練成效下滑**（圖25）。

哈佛教你如何對抗睡眠「三大天敵」

那麼，我們要怎麼做才能提升睡眠品質，讓自己在最佳狀態下進行訓練呢？根據《哈佛健康雜誌》的報告指出，**我們應該避免攝取三種物質：咖啡因、香菸、酒精。**

①訓練前一天的下午2點之後，避免攝取「咖啡因」

為了獲得良好的睡眠品質，我們應該避免在訓練前一天的下午2點之後攝取咖啡因。但有報告指出，如果你平時已經習慣攝取咖啡因，突然停止攝取會引發頭痛或極度疲勞，建議逐漸減少攝取量以達到良好的睡眠品質。

②入睡前2個小時避免「吸菸」

香菸中含有的尼古丁是中樞神經系統的興奮劑，可能引起失眠。尼古丁會使心跳加速，血壓上升，喚醒並刺激腦波活動，干擾睡眠。為了能夠睡個好覺，入睡前2個小時最好不要吸菸。

③「酒精助眠」是騙人的

一般來說，酒精會刺激神經系統並抑制快速動眼睡眠（REM sleep）。有報告指出，習慣性攝取酒精的人比較容易作夢或頻頻醒來。此外，酒精還會加劇打鼾和睡眠呼吸中止。由於過量攝取酒精會干擾睡眠，所以建議盡量不要飲酒。

2-2 【訓練之前】肌力訓練前不可以做伸展！

伸展令人失望的相關證據

運動前的熱身是可以防止受傷和提升成效的重要準備，一旦準備不完善，就無法達到訓練的最佳效果。然而，在熱身過程中有個關鍵，那就是我們在熱身過程中經常做的「伸展」。

一般建議在運動前做伸展操最大的原因，是因為有證據表明「伸展可以防止受傷」。但關於伸展的效果，還有另一個「令人失望的」證據，那就是「**運動前的伸展會降低肌力訓練的成效**」。

二〇〇四年，加拿大SMBJ醫院的斯爾等人在世界上首度證實伸展會降低肌力或跳躍力這些爆發力。自斯爾等人的報告以來，許多研究人員報告了相同的結果。歐洲運動醫學會在二〇〇六年、美國運動醫學會在二〇一〇年分別發表官方聲明：「運動前的伸展動作會降低成效。」

此外，美國路易斯安那州立大學的奈爾遜等人在報告中指出「訓練前的伸展動作會減低肌肥大的效果」。

伸展運動又分為2種，以靜態方式伸展肌肉的「靜態伸展」（Static Stretch）和以動態方式伸展肌肉的「動態伸展」（Dynamic Stretch），而現在證實前者的靜態伸展會降低肌肥大訓練的效果。

奈爾遜等人讓受試者分別在「做伸展」與「不做伸展」的情況下，進行1RM的60％的腿後勾，直到力竭為止。他們計算了腿後勾的運動次數後發現，做過伸展的運動次數減少了24％。

此外，巴西聖保羅大學的巴洛索等人證實，伸展不僅會減少運動次數，也會減少總負荷量。

巴洛索等人還讓具有訓練經驗的受試者在「做伸展」與「不做伸展」的情況下，進行1RM的80%的腿後勾，直到力竭為止，反覆做了8組。結果顯示，在做了伸展以後，運動次數減少了18%，總負荷量減少了23%（圖26）。

伸展導致運動次數減少的3個原因

那麼，為什麼伸展會讓運動次數減少呢？巴洛索認為原因有3個。

第一個原因是**同時動員肌肉的「運動單位」中，只有一部分發揮了作用**。

為了讓肌肥大訓練達到最佳效果，關鍵在於要讓構成肌肉的所有肌纖維收縮。因此，運動單位也是重要的。這就像是一個由運動神經和多個肌纖維組成的團隊。運動時，肌纖維不是一條一條運作，而是「整個團隊」一起運作。在訓練的時候，動員肌肉中的整個團隊才能提升肌肥大的效果。

圖 26

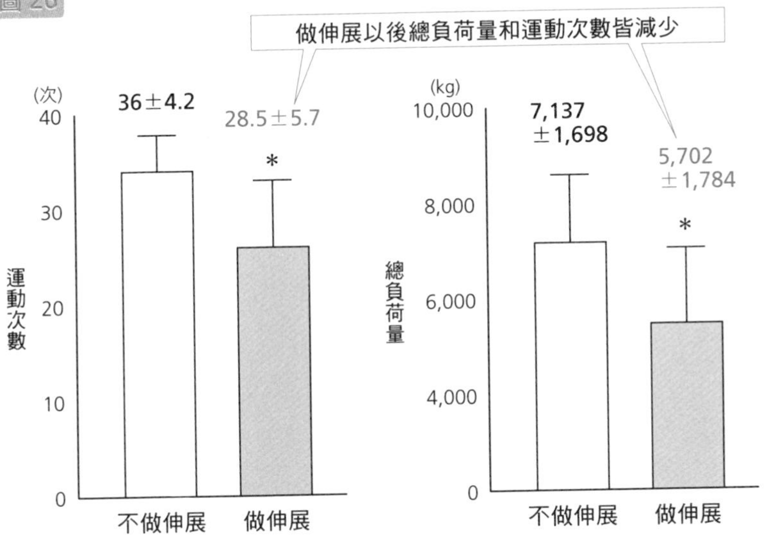

資料來源：Barroso R, 2012由筆者製作

然而，如果在訓練前伸展的話，會減少神經活動的放電頻率，抑制了運動單位的動員。換句話說，就會變成A運動單位在運作，但B運動單位在偷懶的情況。

第二個原因是**伸展會降低肌肉的「黏性」**。

肌肉是由「彈性元素」和「黏彈性元素」組成，因為具有一定的黏性（黏彈性），所以它們可以像橡膠一樣伸縮自如、自由移動。而伸展的作用會削弱這種性質，結果導致肌力下降。

第三個原因是伸展會導致**肌肉內的血液流動進入極度貧血狀態（缺**

血）。

巴洛索推測，伸展會導致肌肉缺血，如果在這種狀態下進行訓練，不僅無法去除疲勞物質，更容易疲倦，也可能讓你無法增加運動次數。

伸展會減少肌肥大效果

事實證明伸展會減少訓練時的「總負荷量」，那對「肌肥大效果」會有影響嗎？巴西坎皮納斯州立大學的朱尼爾等人已經驗證了這個問題。

朱尼爾等人將受試者分成「先伸展再訓練」和「直接訓練」兩組。每週訓練2次，持續10週，並統計訓練時的運動次數、總負荷量、10週後股外側肌（大腿外側的肌肉）的肌肉橫斷面積。

訓練內容為以1RM的80%反覆做腿伸屈直到力竭為止，總共進行4組。伸展運動則是針對股四頭肌進行60秒的伸展。結果顯示，有做伸展的小組的運動次數和總負荷量都有明顯的下降（圖27）。

圖 27

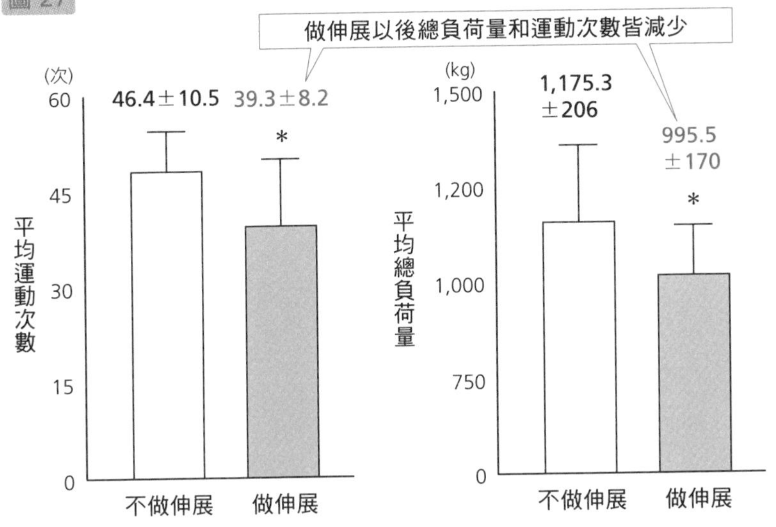

資料來源：Junior RM, 2017由筆者製作

此外，從呈現股外側肌肌肥大程度的肌肉橫斷面積來看，直接訓練的小組增加了12．7%，而有做伸展的小組只增加了7．2%（圖28）。

從這些結果來看，在訓練之前做伸展會減少總負荷量，也會降低肌肥大的長期效果。

一定要伸展的話就控制在「30秒以內」！

即便如此，做伸展已經是我們的習慣了，突然要我們什麼都不做就直接開始訓練，會讓我們覺得「哪邊不對勁」。

如果你真的很想做伸展的話，你可以將一條肌肉的伸展時間設定在「30秒以內」。有系統性文獻回顧的報告指出，30秒以內的伸展不會影響運動成效。另有報告表示，30秒以內的伸展也有助於預防傷害，可以在不減低運動成效的情況下防止受傷。

圖 28

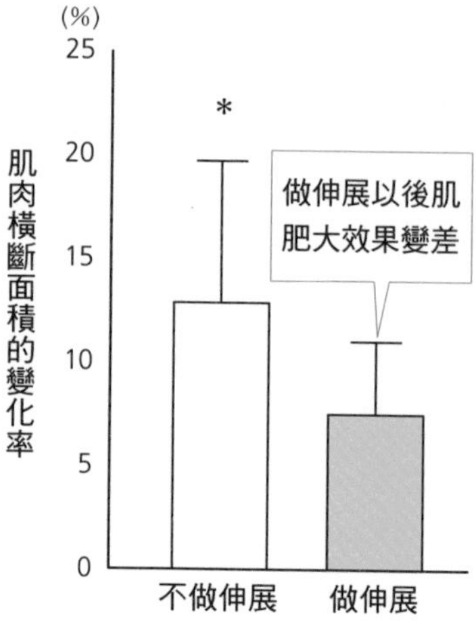

資料來源：Junior RM, 2017由筆者製作

2-3 【訓練之前】最強熱身：「有氧運動↓低強度訓練」

長久來「不科學的」熱身運動

如先前所述，訓練前的伸展會減少訓練的總負荷量、降低肌肥大的效果。那麼，我們應該做什麼樣的熱身運動才能讓訓練達到最佳效果呢？

其實科學觀點下正確的熱身方法一直到最近這些年才開始一一得到驗證。在此之前，熱身方法都是基於教練的個人經驗，在不斷摸索下發展出來的。

事實上，關於熱身的主要研究報告自二〇一三年以後有了長達10年以上的空白。因此，提升訓練成效的熱身方法遲遲到現在才確立。

到了二〇一〇年，終於出現了與訓練的具體熱身內容有關的研究報告，二〇一五年才有從熱身運動的生理學機制探討成效的綜合回顧。

澳洲坎培拉大學的麥高文等人提出了系統性的回顧，並針對熱身的一連串流程發表以下看法：

- **做伸展來防止受傷**
- **做有氧運動來提升肌肉溫度**
- **最後做針對性熱身來活性化神經肌肉活動**

只要做這三項步驟，就可以提升訓練的成效。

建議「有氧運動做10分鐘」的原因

熱身運動顧名思義就是要讓你的肌肉「暖和」起來。當我們做熱身運動讓肌肉溫度提升1度時，最大等速肌力會提高4．7～4．9％，垂直起跳高度會增加4．2～4．4％。

那麼，我們應該用什麼方法來提高肌肉溫度呢？

針對這個問題，麥高文**建議的熱身方式是選擇慢跑或踩踏這種有氧運動，並以中等負荷（最大心跳率的60％）進行10～20分鐘**。

雖然我們常常聽說最大心跳率就是「220－年齡」，但統合分析結果表示用「208－0．7×年齡」預估的最大心跳率更準確。

比方說，假設你現在30歲，算式即為208－0．7×30，你的最大心跳率就是187次／分。最大心跳率的60％也就是大約112次／分，進行熱身運動10～20分鐘。也有相關依據指出，如果是進行有氧運動的話，約10分鐘，肌肉溫度就會上升2～3度，至少在20分鐘內，溫度就會達到高峰值。

這也就是為什麼熱身運動應該要是「10分鐘以上的有氧運動」的原因。

「針對性熱身」是以低強度進行和訓練同樣的運動

近年來，「針對性熱身」被視為是相當重要的熱身方式。所謂的針對性熱身就是在進行深蹲、臥推這些**訓練之前，以低強度進行「同樣的運動」**。

透過有氧運動來熱身時，肌肉溫度會升高，肌力和收縮速度也會隨之提升。相對的，針對性熱身是在「活性化神經活動和肌肉活動」來提升訓練的運動強度和運動次數。

在棒球比賽，打者在進入打擊區之前會先揮棒幾次，投手在站上投手丘之前也會做投球練習。而如果投手在站上投手丘之前做揮棒練習，則不會讓他的投球表現變得更好。這就是針對性熱身的特徵，「以輕負荷進行相同的運動」時，會增強神經活動，提升脊髓的反射性電位活動，增加肌肉中的鈣離子，這些生理效應的運作能夠提升運動表現。

圖 29

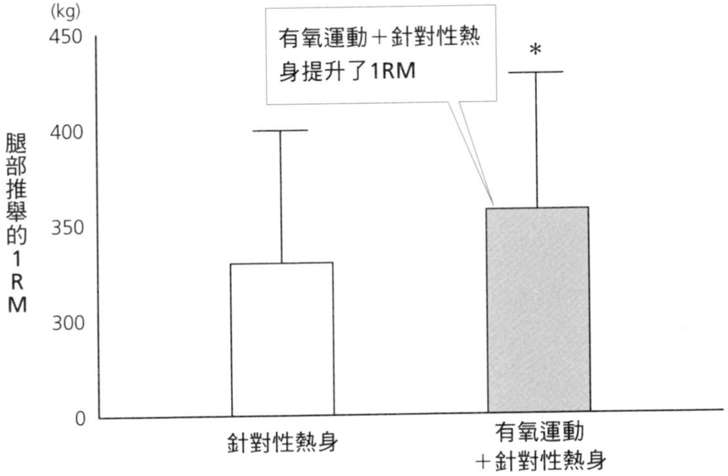

資料來源：Abad CC, 2011由筆者製作

二〇一一年，聖保羅大學的阿巴多等人表示，有氧運動熱身加上針對性熱身，能夠有效提升最大肌力（1RM）。阿巴多等人讓有訓練經驗的受試者分別在「只做針對性熱身」和「有氧運動後再做針對性熱身」兩種條件下，測量腿部推舉的最大肌力。

針對性熱身分別以1RM的50％進行8次、1RM的70％進行3次，有氧運動則是在最大心跳率60％的負荷下踩踏20分鐘。結果顯示，和只做針對性熱身相比，有氧運動過後再做針對性熱身增加了8．4％的最大肌力（圖29）。

圖 30

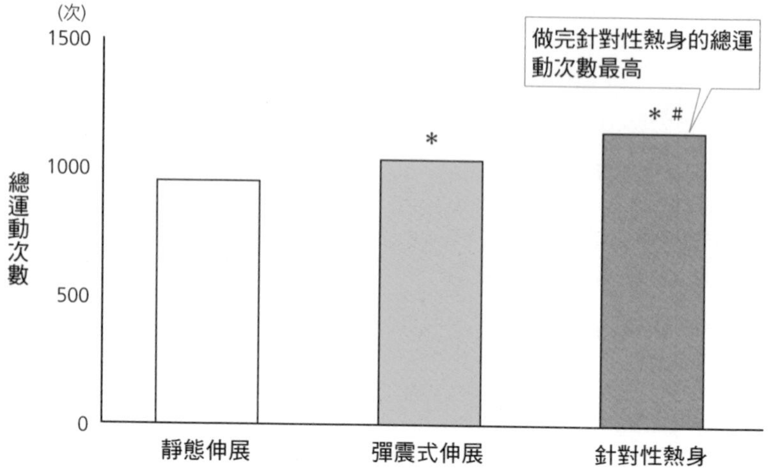

資料來源：Sá MA, 2015由筆者製作

肌力的發揮取決於「運動神經和其支配的肌纖維」所組成的運動單位的動員（詳見P.39大小法則）。據推測，針對性熱身可以促進神經活動、促進運動單位動員，所以1RM才會增強。

此外，二〇一五年，巴西里約熱內盧聯邦大學的薩阿等人在報告中指出，針對性熱身有助於運動次數的增加。

薩阿等人將受試者分為3組：靜態伸展、彈震式伸展（動態伸展的一種）、針對性熱身，測量他們在這3種條件下，訓練時的運動次數會有什麼變化。針對性熱身的強度是以1RM的30%進行20次。結果顯示，和兩組伸展相比，做完針對性熱身後，運動次數有了顯著的增加（圖30）。

由這些結果可以得知，**針對性熱身會提升運動強度、運動次數及總負荷量，有助於達到以肌肥大為目的的訓練成效**。

在實際訓練中，最好從你想做的訓練項目1RM的30%左右的低強度開始進行，漸漸提升強度，逐步達到目標訓練強度。

2-4 【三大訓練】科學觀點下正確的基本深蹲姿勢

生物力學釐清「正確的深蹲、臥推、硬舉」

深蹲、臥推、硬舉又被稱作是「三大肌力訓練方式」，深受許多學員的喜愛。然而，到目前為止，這些方法論都是基於個人經驗，長年以來在運動科學領域中都沒有可靠的證據。

近年來，這種情況才有了改變。圖31總結了過去20年來有關三大肌力訓練方式的研究報告數量。雖然數量不多，但深蹲、臥推、硬舉的研究報告都有持續上升的現象。這種趨勢也意味著終於開始有證據支持這些訓練方法。

在「生物力學」的學術領域中已經提出這些研究結果。生物力學是一門學科，從物理學角度演繹訓練方法的效果，並提出更有效的訓練方法。美國知名訓練教練馬克・銳

圖 31

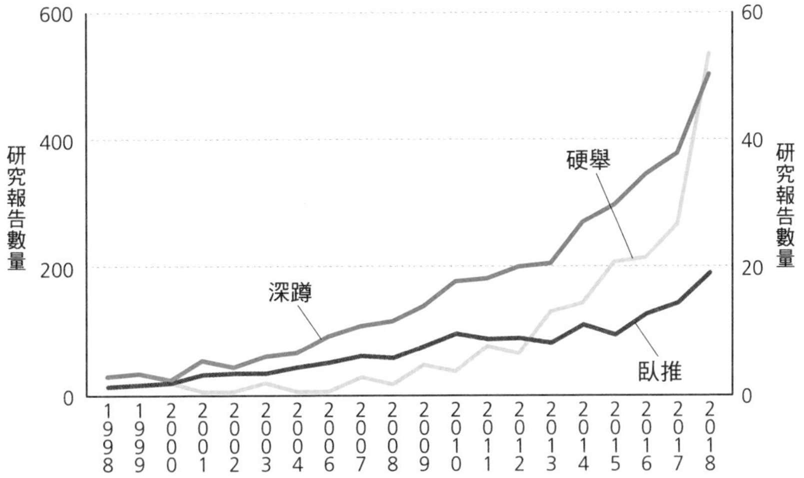

資料來源：pubmed統計

普托的著作《肌力訓練聖經》（*Starting Strength*）則成為這個領域的先驅。

銳普托不是基於自己的個人經驗，而是從生物力學的角度探討訓練方法，在他的著作《肌力訓練聖經》中也解說了正確的訓練方法。

接下來，我將參考銳普托的《肌力訓練聖經》及近年來生物力學的研究報告，向大家介紹科學觀點下正確的深蹲、臥推、硬舉的訓練方法。

深蹲的基礎知識

在進行「科學觀點下正確的深蹲」

圖 32

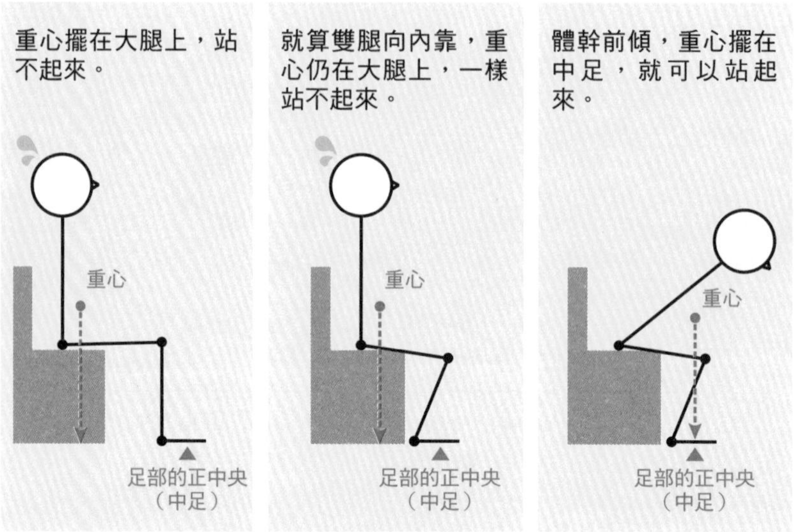
重心擺在大腿上，站不起來。
重心
足部的正中央（中足）
就算雙腿向內靠，重心仍在大腿上，一樣站不起來。
重心
足部的正中央（中足）
體幹前傾，重心擺在中足，就可以站起來。
重心
足部的正中央（中足）

時，最重要的一點是「**在一系列的動作中，槓鈴的重心始終位於足部的正中央（中足）**。」這個姿勢能讓你在最穩定且最有效發揮能量的狀態下進行訓練。

當一個人慢慢起身時，重心往往會放在中足（圖32）。一旦站不穩或失去平衡的時候，重心就會偏離中足。

乍看之下似乎很簡單，但沒有多少人能夠徹底遵循這個深蹲的基礎知識。依我作為教練的經驗來看，很多人因為蹲下的方式（下蹲姿勢）不正確，重心偏離中足，所以無法讓訓練發揮出成效。

比方說，背蹲舉又分成兩種：將槓

鈴放在背部上方的「高槓式」和放在背部下方的「低槓式」。但以下蹲姿勢做低槓式背蹲舉時，槓鈴會不小心向後移動的人，可能會因為體幹或髖關節使用不當而導致骨盆無法正確地向前傾斜。此外，以下蹲姿勢做高槓式背蹲舉時，如果膝蓋沒有充分向前彎曲，重心向後偏移的話，肌肉可能會無法確實承受。

在做高槓式背蹲舉中，槓鈴要放置於較高位置（第7頸椎）。為了在下蹲姿勢中，將槓鈴放至中足位置，我們要抬高上半身，稍微彎曲髖關節，大幅彎曲膝關節。正確的姿勢是讓膝蓋前傾至腳趾前方，踝關節也大幅彎曲。

另一方面，在做低槓式背蹲舉中，要將槓鈴放在較低的位置（肩胛骨），所以要大幅傾斜上半身，大幅彎曲髖關節，膝蓋前傾的時候不超過腳趾，膝關節和踝關節只要稍微彎曲即可，這才是正確的姿勢。

圖 33

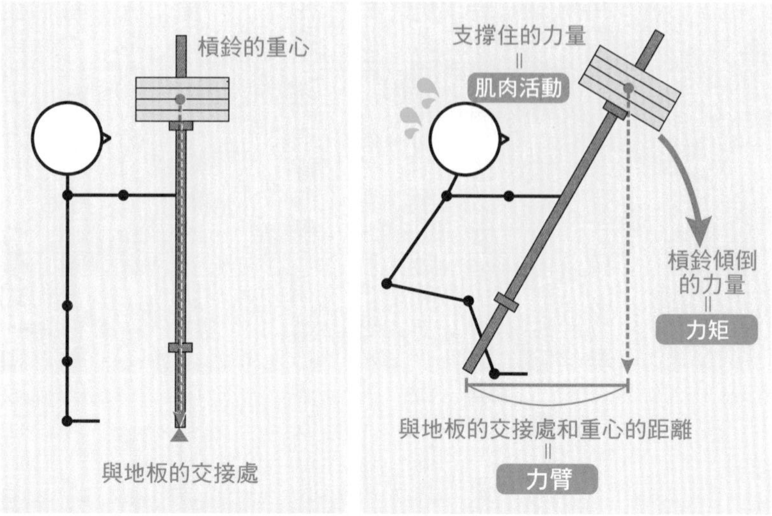

資料來源：《肌力訓練聖經》，由筆者製作

生物力學的重要關鍵詞「力矩」與「力臂」

像這樣將槓鈴維持在中足的位置並打好基礎，你會發現每次改變槓鈴在身上的位置時，深蹲的各個關節的角度和姿勢也會跟著變化。一旦姿勢改變，「肌肉活動（承受負荷的肌肉）」也會產生變化。

當你在思考要對哪個部位的肌肉施加負荷前，應該先了解兩個關鍵字：「力矩」與「力臂」。

力矩和力臂有些複雜，所以我會用插圖來解說。

假設我們像圖33一樣，握住槓鈴並與地板垂直。

當槓鈴的重心在與地板的交接處時，槓鈴可以平穩站立。但當重心距離地板的交接處越來越遠時，槓鈴傾倒的力道越大，需要更大的力量來支撐住它。我們還可以看出，附加重量越重，槓鈴傾倒的力道就越大。

在生物力學中，我們將**槓鈴傾倒的力量（旋轉力）稱為「力矩」，而將重心與支點（與地板的交接處）的距離稱為「力臂」**。力臂越長，力矩越大。此外，力矩會隨著重心的重量增加而變大。而**支撐槓鈴傾倒的力量（力矩）就是「肌肉活動」**。

換句話說，肌肉活動相當於力矩，如果槓鈴的重量是固定的話，則**肌肉活動會根據「力臂長度」定義**，如下列算式所示：

肌肉活動＝力矩大小＝力臂長度（槓鈴重量固定）

2-5 【三大訓練】高槓式與低槓式的深蹲

膝蓋不能超過腳趾嗎？

那麼，我們來看看具體的身體移動方式吧。在做訓練的人肯定都聽說過一個「常識」，那就是「膝蓋不能超過腳趾！」但是，這其實是在做低槓式背蹲舉的注意事項。如果在高槓式背蹲舉也實踐這個原則的話，重心會移動至腳後跟，體幹必須大幅前傾來補強力道。這樣一來，你就無法運用到股四頭肌這個重點鍛鍊部位了。我常常看見一些教練在指導的時候，誤將這個觀念灌輸給學生，大家自己也要特別留意。

我們一起根據目前的理論，具體來看看身體應該要如何移動吧。

【高槓式背蹲舉】

❶將重心擺在足部的正中央（中足），不駝背、不挺胸，自然站立。

❷雙腳的距離（站距）比肩寬更寬，腳尖向外展開30度。

❸彎曲膝蓋放下槓鈴，體幹保持微微前傾的姿勢（前傾幅度不要太大！）。膝蓋超出腳尖，將臀部的高度壓至膝蓋以下。

❹將槓鈴的重心維持在足部的正中央，直線舉起槓鈴。

（詳見下一頁圖34）

圖 34

【高槓式姿勢】

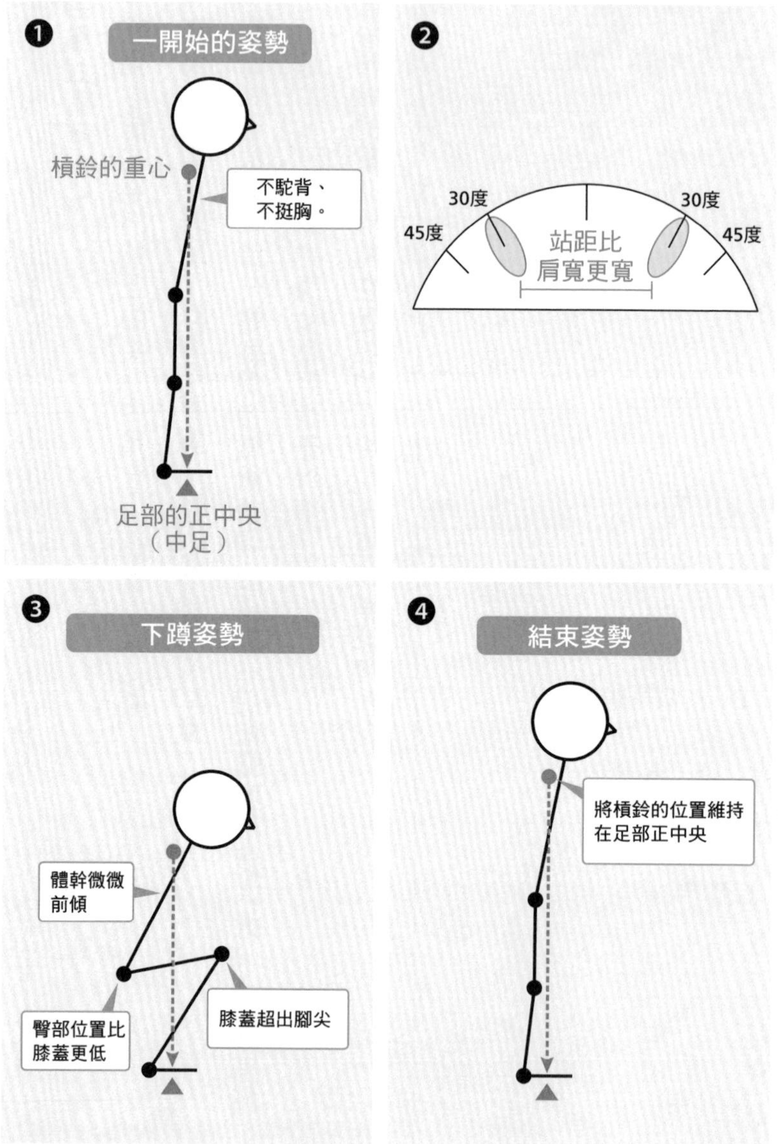

資料來源：《肌力訓練聖經》，由筆者製作

【低槓式背蹲舉】

❶將重心擺在足部的正中央（中足），不駝背、不挺胸，自然站立。

❷雙腳的距離（站距）比肩寬更寬，腳尖向外展開30度。

❸彎曲膝蓋放下槓鈴，體幹大幅向前傾（前傾幅度不能太小！）。膝蓋不超出腳尖，將臀部的高度壓至與膝蓋同高。

❹將槓鈴的重心維持在足部的正中央，直線舉起槓鈴。

（詳見下一頁圖35）

圖 35

【低槓式姿勢】

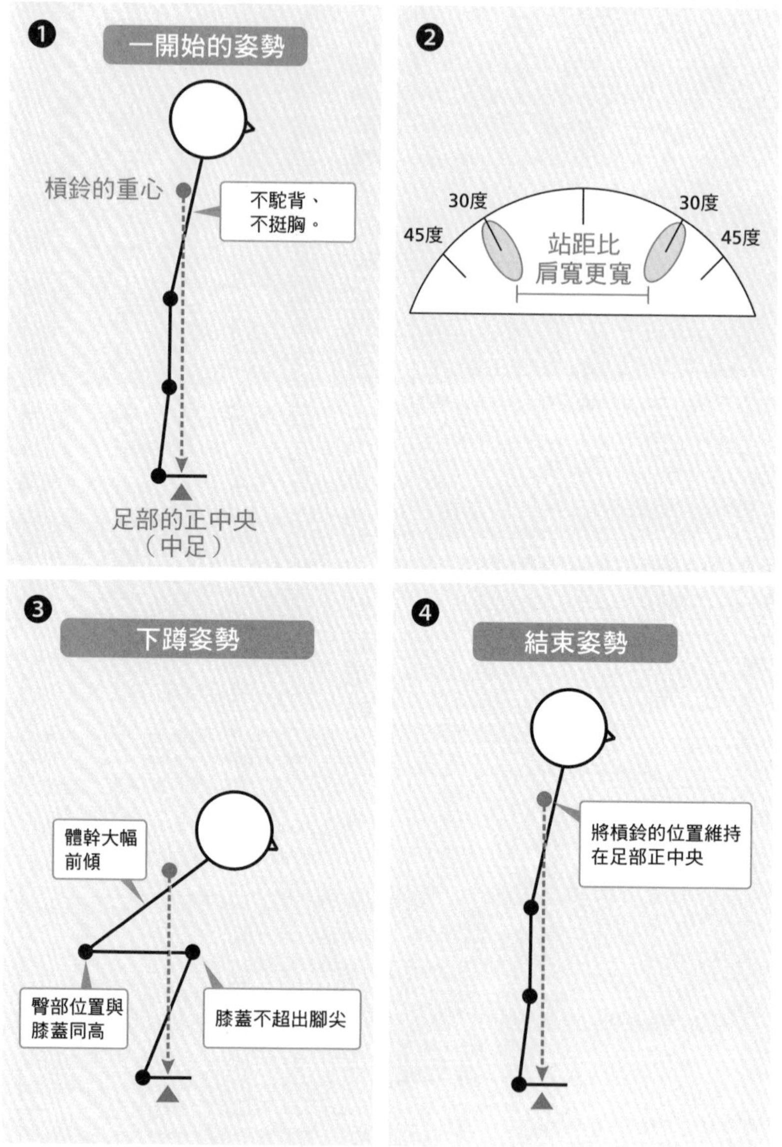

資料來源：《肌力訓練聖經》，由筆者製作

高槓式和低槓式有什麼不一樣？

現在我們一起來看高槓式和低槓式的深蹲姿勢的差異和重點。

● 一開始的站立姿勢

兩者都是將重心（槓鈴）擺在足部的正中央。

● 槓鈴位置

高槓式是將槓鈴擺在第7頸椎棘突下方的斜方肌上部（從頭後部到頸部的肌肉），低槓式是將槓鈴擺在肩胛骨上角，以三角肌後束纖維（肩膀後方的肌肉）、斜方肌下部（背部下方的肌肉）為主的部位。

● 下蹲姿勢的體幹前傾角度

就下蹲姿勢的體幹前傾角度而言，**高槓式的傾斜幅度必須要小，低槓式的傾斜幅度**

必須要大。在低槓式背蹲舉中，如果體幹前傾幅度太小，重心會向後移動，這將使你的姿勢不穩定，以致於無法運用到背部、臀部、大腿後肌（大腿背部的肌肉）這些部位的肌肉活動。

●髖關節角度

高槓式時小幅度，低槓式時大幅度，這是因為髖關節的角度會隨著體幹前傾角度增減。

●膝關節角度

高槓式時大幅度，低槓式時小幅度。低槓式之所以不大幅彎曲膝蓋是因為彎曲幅度太大的話，重心會向後移動。

反過來說，高槓式可以大幅彎曲膝蓋，因為可以藉由稍微前傾體幹並彎曲膝蓋來平衡向後移動的重心。研究報告指出，高槓式的膝蓋彎曲角度平均為100∫120度，低槓式的膝蓋彎曲角度僅有70∫90度。

●踝關節角度

高槓式時大幅度，低槓式時小幅度。這取決於膝蓋彎曲的角度。高槓式時，膝蓋彎曲的角度較大，踝關節向前彎曲（足背屈）的角度也會變大。相對的，低槓式彎曲膝蓋的幅度不大，踝關節向前彎曲的角度也會跟著減少。

2-6 【三大訓練】發揮深蹲最佳效果的「站距」與「腳尖方向」

雙腳寬度將大大改變你的深蹲成效

如前所述，背蹲舉又分為2種：高槓式與低槓式。這些方法都具有它們各自的特徵，**高槓式會增加股四頭肌的肌肉活動，而低槓式增加的是臀大肌（屁股的肌肉）、背肌、大腿後肌等等的肌肉活動**（圖36）。

尤其是低槓式背蹲舉有助於提升「髖驅動」（hip drive）的效果，這對於需要用到臀大肌、大腿後肌這些肌肉活動的跳躍或短跑是很重要的。透過活性化髖驅動，在運動中可以有效吸收落地時的衝擊，減少膝蓋扭傷的風險，防止膝關節受傷。最近在運動員

圖 36

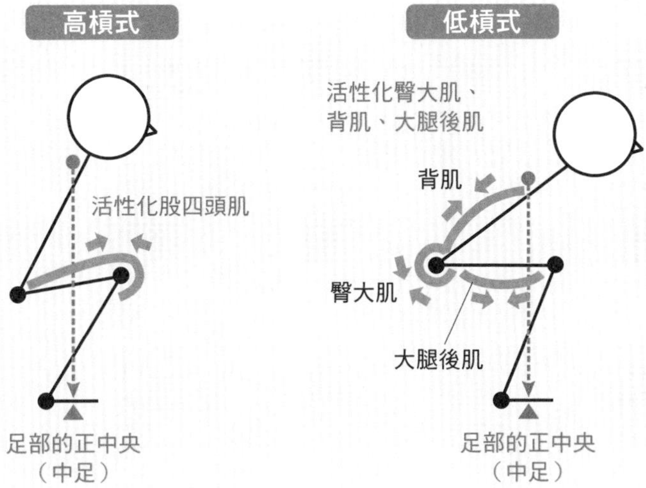

資料來源：《肌力訓練聖經》，由筆者製作

中也在積極推廣可以提升髖驅動的低槓式背蹲舉訓練。

為了提升髖驅動的效果，關鍵在於「站距」（雙腳之間的距離）和「腳尖方向」。以下為銳普托建議的姿勢：

- **站距大於肩寬**
- **腳尖外轉30度**
- **膝蓋向腳尖方向屈伸**

以這個姿勢進行深蹲，骨盆不會撞到大腿，髖關節可以確實彎曲，能讓臀大肌的肌肉活動達到最大化。

在最近的研究中，有一種稱為肌電

圖的測量儀器，證實站距大於肩寬時，可以增加臀大肌的肌肉活動。最近也有其他研究支持這個論點，表明有助於提升伸展髖關節的力量（淨力矩）。

站距大於肩寬會有什麼不同嗎？

這樣的站距和腳尖方向其實還有另一個優點，那就是可以**增加內收肌（大腿內側的肌肉）和臀大肌的肌肉活動**。

內收肌，顧名思義是在合攏（內收）髖關節時所用到的部位，位於大腿內側。然而，我們發現在彎曲髖關節時，還具有「拉伸」（伸展）髖關節的效果。

我們可以合理推測，當站距大於肩寬、腳尖外轉，且膝蓋循腳尖方向屈伸時，內收肌會進一步伸展，更容易增加肌肉活動。結論就是不僅可以提升臀大肌的肌肉活動，也能增加內收肌的肌肉活動，並且更加活性化髖驅動。

圖 37

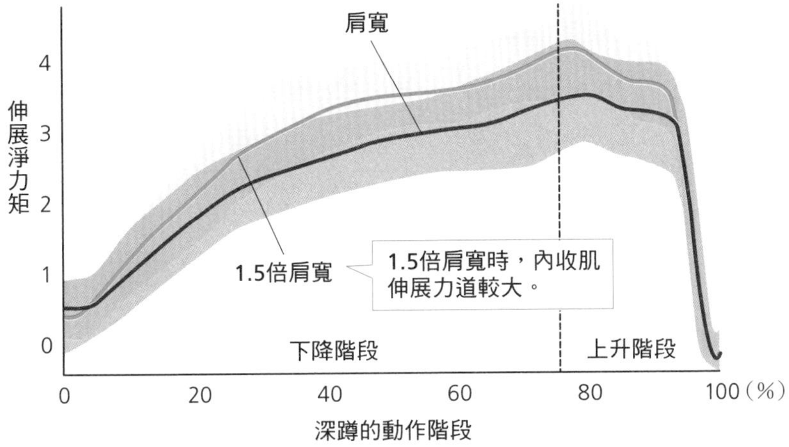

資料來源：Lahti J. 2019由筆者製作

芬蘭約瓦史庫拉大學的拉赫蒂等人試著釐清在不同站距進行深蹲的狀況下，膝關節內彎的力量（內肌淨力矩）。結果顯示，和一般站距（肩寬）的小組相比，寬站距（1．5倍肩寬）的小組讓膝關節內彎的力量更大（圖37）。

據推論，膝關節內彎的力量與髖關節向外展開的力量相關聯，而這份力量也會發揮在臀大肌上。換句話說，**為了抑制內收肌向內彎的力量，會進一步增加臀大肌的肌肉活動。**

2-7【三大訓練】科學觀點下正確的基本臥推姿勢

臥推的基本姿勢

深蹲的基本姿勢是將槓鈴維持在足部的正中央（中足），因此，一旦槓鈴在身體的位置（高槓式或低槓式）發生變化，深蹲的姿勢就會不一樣，發揮的肌肉活動也會跟著改變。了解這些機制以後，我們能根據目的或身體狀態來選擇適合自己的姿勢。

另一方面，銳普托建議的基本臥推姿勢為下列兩個：

- **上舉位置：舉起槓鈴時，確保槓鈴位於肩關節的正上方。**

●下放位置：放下槓鈴時，肩關節向外60度～75度（大臂與軀幹的夾角），肘關節要讓前臂與地面垂直。

我自己在訓練場地也經常碰見，那些肩膀會痛的人通常都是因為肩胛骨在上舉位置時向外移動（外展），而在下放位置時腋下展開幅度太大。了解科學觀點下的正確姿勢，不僅能讓訓練達到最佳效果，同時也能防止受傷。

那我們就具體來看一看應該要如何移動身體吧。

❶將肩胛骨向內縮並降低（內收和下壓〈詳見p.160頁圖43〉），拱下背。不是移動胸椎，而是前傾骨盆，移動腰椎拱起背部。這時要特別注意不要讓臀部離開椅子。
❷握住槓鈴時，握距為肩寬的1．5倍。槓鈴的起始位置位於肩關節的正上方。
❸放下槓鈴。上臂與軀幹的夾角維持60～75度，肘關節要讓前臂與地面垂直。
❹在肩關節的正上方舉起槓鈴。舉起槓鈴後，肩胛骨容易向外移動，因此要再一

次將肩胛骨向內縮（內收）並放下槓鈴。

為什麼「槓鈴要維持在肩關節正上方」呢？

在上舉的姿勢中，將槓鈴放至肩關節的正上方是不是基於生物力學的原理呢？這個動作代表著將槓鈴的重心放到肩關節這個支點上。換句話說，**這個姿勢會非常穩定，不會產生任何旋轉力矩**。

假設讓槓鈴朝下半身傾斜，作為支點的肩關節到槓鈴之間的力臂距離會拉長，所以會產生力矩。這麼一來，身體為了反抗這股力量，三角肌前束纖維（肩膀前面的肌肉）就必須做出肌肉活動。一旦重心偏離肩關節，這種姿勢會浪費能量而毫無效率（圖39）。

因此，在上舉姿勢中，**最重要的是「將槓鈴放至肩關節的正上方」，避免各種方向產生力矩**。

圖 38

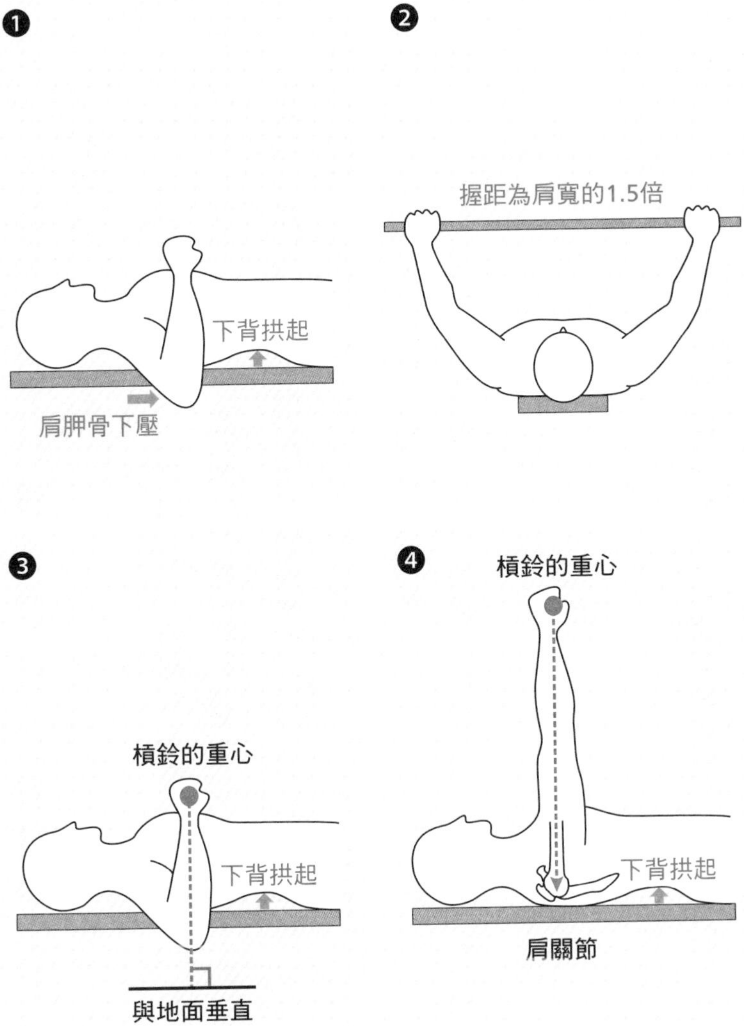

資料來源：《肌力訓練聖經》，由筆者製作

為什麼「大臂與軀幹要維持60度～75度，而肘關節要讓前臂與地面垂直」？

至今為止，已經有幾篇探討臥推與肌肉活動的相關研究報告。然而，肌電圖的測量容易出現各種誤差，所以還沒有一個明確的證據。而在二〇一七年，總結過去所有研究結果並做了系統性文獻回顧，最後揭示了一個證據。

這項證據支持以下論點：「臥推可以增加胸大肌、三角肌前束纖維、肱三頭肌（上臂後方的肌肉）的肌肉活動。」

放下槓鈴，也就是在下放姿勢時，會產生什麼樣的力矩，又會引發哪些肌肉活動呢？首先，我們從頭頂開始看起。

●肩關節的位置

在下放姿勢中，以肩關節作為支點，建議讓「**上臂與軀幹的夾角維持60～75度**」。這時槓鈴到重心的距離就是力臂。而肩關節會向下旋轉，產生力臂所需的力矩，而胸大

圖 39

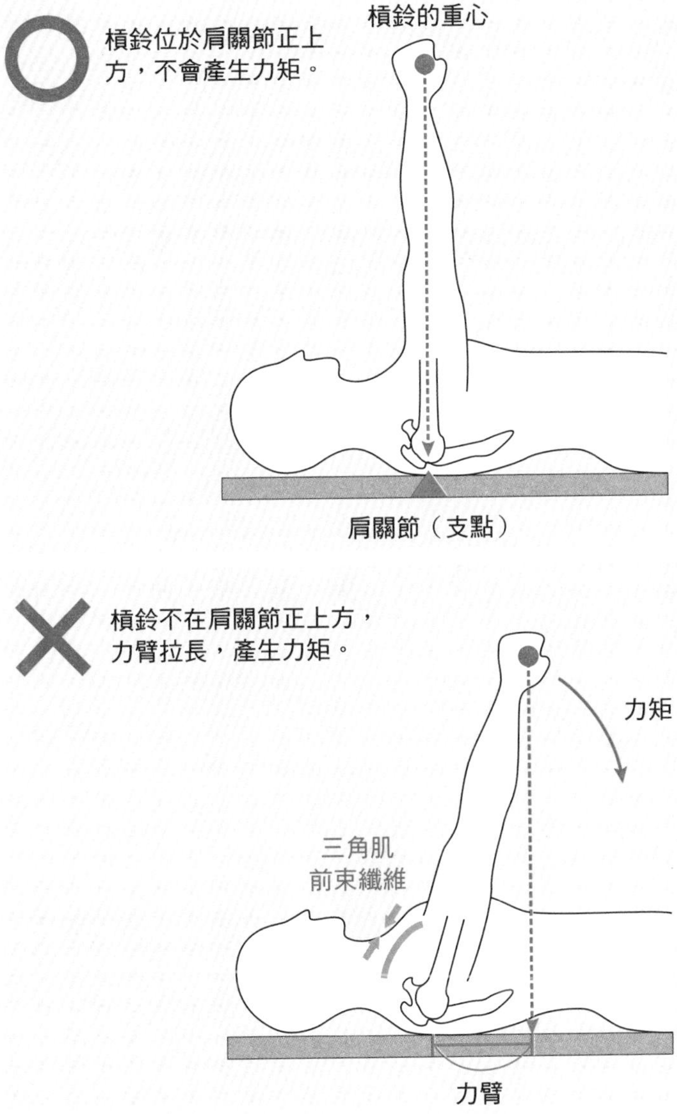
槓鈴位於肩關節正上方，不會產生力矩。
槓鈴的重心
肩關節（支點）
槓鈴不在肩關節正上方，力臂拉長，產生力矩。
力矩
三角肌
前束纖維
力臂

資料來源：《肌力訓練聖經》，由筆者製作

圖 40

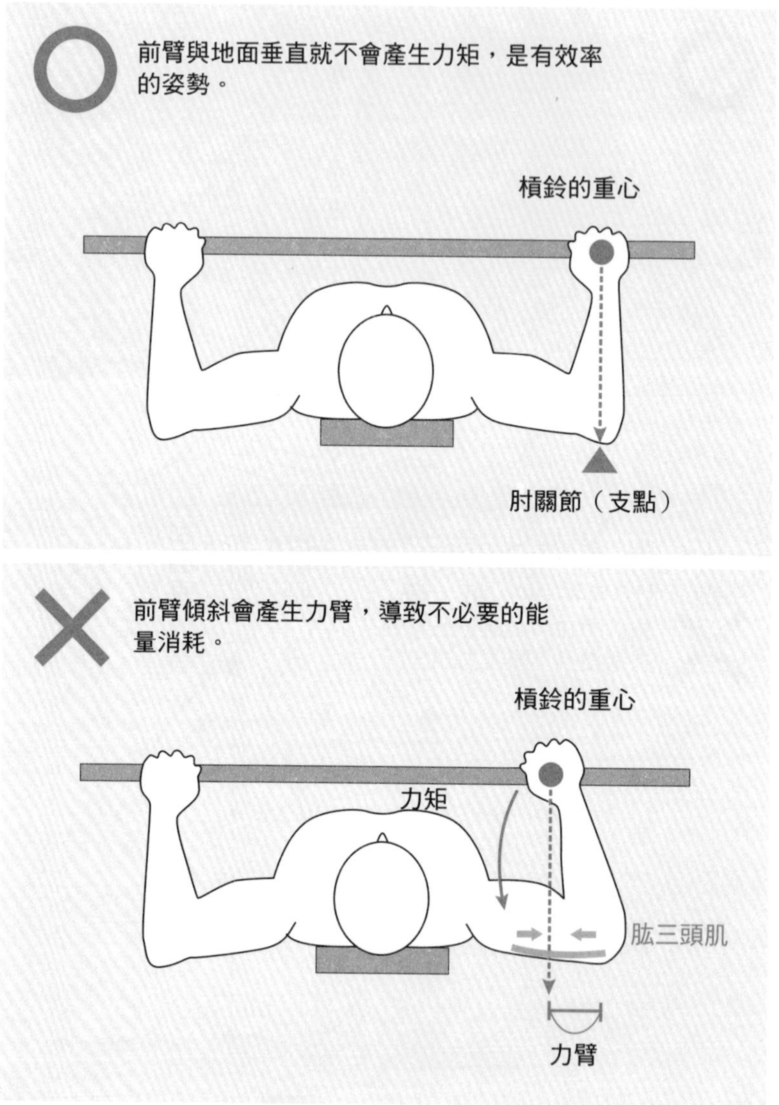
前臂與地面垂直就不會產生力矩，是有效率的姿勢。
槓鈴的重心
肘關節（支點）
前臂傾斜會產生力臂，導致不必要的能量消耗。
槓鈴的重心
力矩
肱三頭肌
力臂

資料來源：《肌力訓練聖經》，由筆者製作

肌會發揮肌肉活動來抵抗這股力矩。

●肘關節的位置

接著是肘關節，銳普托認為「**前臂與地面垂直**」是很重要的。

當前臂與地面垂直時，槓鈴的重心會在肘關節的正上方，肘關節也就不會產生力矩。沒有力矩就代表不需要肌肉活動來抵抗這股力量，可以減少能量消耗，是很有效率的姿勢（圖40）。

假設握距比較窄，在下放姿勢中手肘向內彎曲的話，肘關節的支點到槓鈴的重心就會形成力臂，進而產生彎曲手肘的力矩。為了抵抗這股力矩，伸展手肘需要用到肱三頭肌的肌肉活動，導致不必要的能量消耗。反過來說，如果握距太寬，則會產生伸展手肘的力矩，進而需要肱二頭肌的肌肉活動來彎曲手肘。

如果是用前臂傾斜的姿勢，肘關節會產生力矩，導致需要不必要的肌肉活動來抵抗這股力量。因此，「前臂與地面垂直」是下放動作的基本姿勢。

此外，前臂的角度取決於握距。一般來說，握距會比肩寬更寬，不過要調整握距，使前臂在下放姿勢時與地面垂直。

從側面看的姿勢

• 準確的手肘位置

從側面來看下放姿勢，前臂也是保持與地面垂直。這也是因為槓鈴的重心位於肘關節的正上方，可以避免產生力矩，減少不必要的肌肉活動。

比方說，槓鈴的重心如果向下半身傾斜，產生伸展手肘的力矩，導致需要肱二頭肌（上臂前面的肌肉）的肌肉活動來彎曲手肘。

為了避免這種不必要的肌肉活動消耗能量，建議「**前臂應與地面保持垂直**」（圖41上）。

• 準確的肩膀角度

當肩關節作為支點時，肩關節到槓鈴的重心的距離會形成力臂，因此產生肩關節向

圖 41

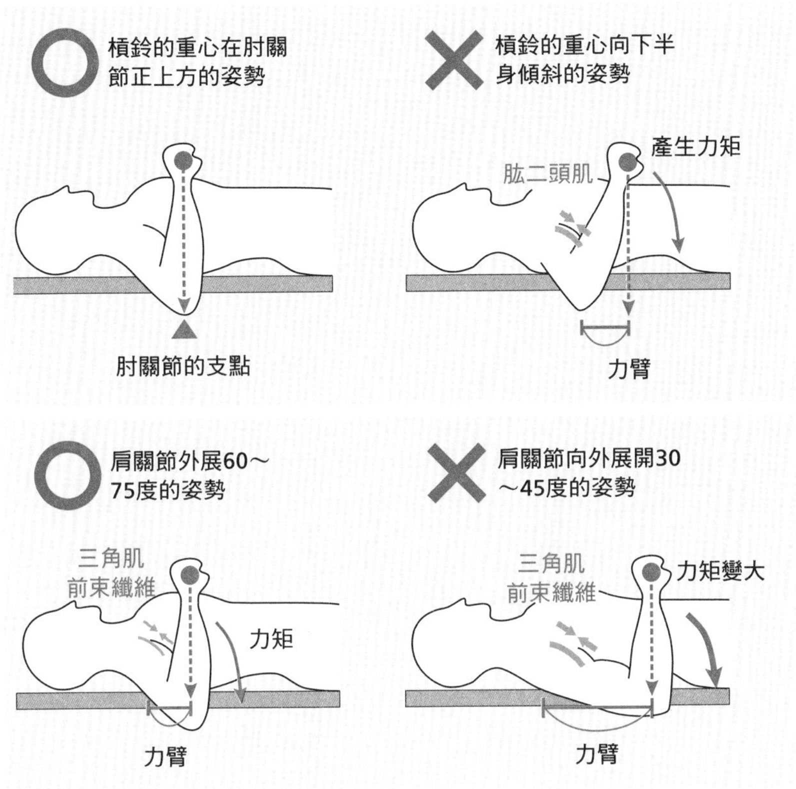

資料來源：《肌力訓練聖經》，由筆者製作

下旋轉的力矩。

抵抗這股力量而活動的部位正是三角肌前束纖維。

因此上臂與軀幹的角度，也就是腋下的夾角，通常會維持在60～75度，角度太小、手肘太靠近身體的姿勢會拉長力臂，力矩也會隨著力臂變長而增加，需要三角肌前束纖維做出更大的肌肉活動，而且也會給肩關節帶來更大的負擔。

我們應該要盡可能縮短力臂、減少力矩，所以**建議肩關節外展的範圍在60～75度左右**（圖41下）。

2-8 【三大訓練】提升臥推成效的「拱下背」與「肩胛骨下收」

活用只有人類具備的身體機能

臥推的時候，如何多次舉起沉重的槓鈴呢？進化形態學針對這個問題做出以下的回答：「活用在進化過程中只有人類獲得的身體機能。」

人類自雙腳初次踏上大地以來，身體不斷進化到最適合狩獵的狀態，才得以在長達數百萬年漫長而險峻的舊石器時代中存活下來。

為了長距離追捕獵物，人類的阿基里斯腱增長、臀大肌增大，身體越來越發達。此外，肩膀的形狀也已經充分進化到能準確拋射木頭、石器來捕獵。其中，有一個身體機能是人類獨有，在猩猩這些哺乳類身上也看不見，那就是「腰椎前彎（微微向前彎曲）」與「肩胛骨下收」。

想要提升臥推的成效，那就將這2種身體機能發揮到淋漓盡致吧。

用「拱下背」減少做功

第一個**和「腰椎前彎」有關的是「拱下背」**。猩猩這些腰椎沒有向前彎曲的哺乳類無法做出拱背姿勢，只有人類在進化過程中腰椎向前彎曲，所以可以提高臥推的成效。

銳普托指出，拱下背有以下兩個優點：

- **縮短上舉和下放的移動距離**
- **減少肩關節產生的力矩**

當你在移動沉重的槓鈴時，移動10公尺和移動5公尺相比，肯定是移動5公尺要來得輕鬆許多。像這樣施加力道移動物體的分量，我們稱為「做功」。移動沉重的槓鈴5

公尺之所以會比較輕鬆，就是因為它需要的做功比移動10公尺要來得少。

而做功可以用移動槓鈴施加的「力」和移動槓鈴的「距離」來呈現。

做功＝力×移動距離

透過拱下背可以挺起胸部，提高臥推時槓鈴的下放位置。這麼做可以**縮短舉起槓鈴的移動距離，減少舉起槓鈴的做功**。

我們還可以更拱起下背，再提高槓鈴的下放位置，使它更接近肩關節。這麼做可以**縮短肩關節與槓鈴之間的力臂，還能減少肩關節向下旋轉的力矩**，最後能夠減輕三角肌前束纖維的肌肉活動，不用去抵抗向下的力矩（圖42）。

此外，拱起下背的理想高度是「一個拳頭高」。如果拱背的高度高到臀部騰空的話，腳會無法施力，也就無法達到拱背的效果，大家要特別留意。

圖 42

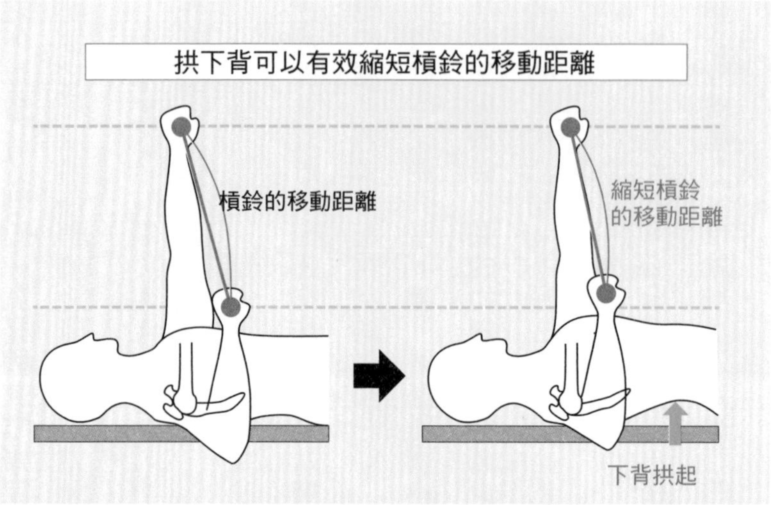

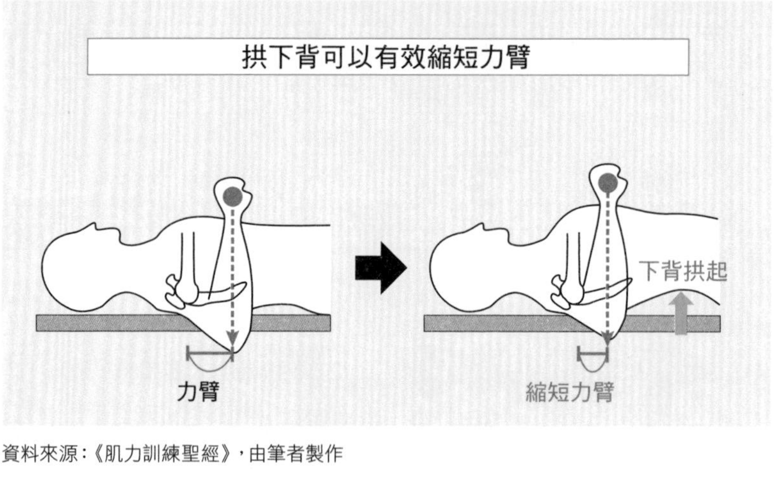

資料來源：《肌力訓練聖經》，由筆者製作

用「肩胛骨下收」來防止受傷

提升臥推成效的另一個因素是「**肩胛骨下收**」。

在進行臥推時，**建議姿勢為肩胛骨向內收縮（內收）和移動到下方（下壓）的姿勢**。

將肩胛骨內收並下壓，會更容易做出拱下背姿勢。而這是由背闊肌的收縮所引起的。背闊肌位於肩胛骨下部（下角）至胸腰椎及骨盆的起始處，**當肩胛骨下壓而背闊肌收縮時，有助於形成拱下背的姿勢**（圖43）。

另一方面，肩胛骨下收也能有效預防受傷。

如前所述，當臥推下放槓鈴時，肩關節的基本姿勢是維持60～75度的腋下夾角（詳見P.153頁圖41下），而肩關節如果向後超過90度，會導致肩關節和槓鈴之間的距離消失，肩膀容易產生不適與疼痛（圖44）。

肩胛骨內收或下壓的姿勢可以防止這種類型的肩部損傷。

圖 43

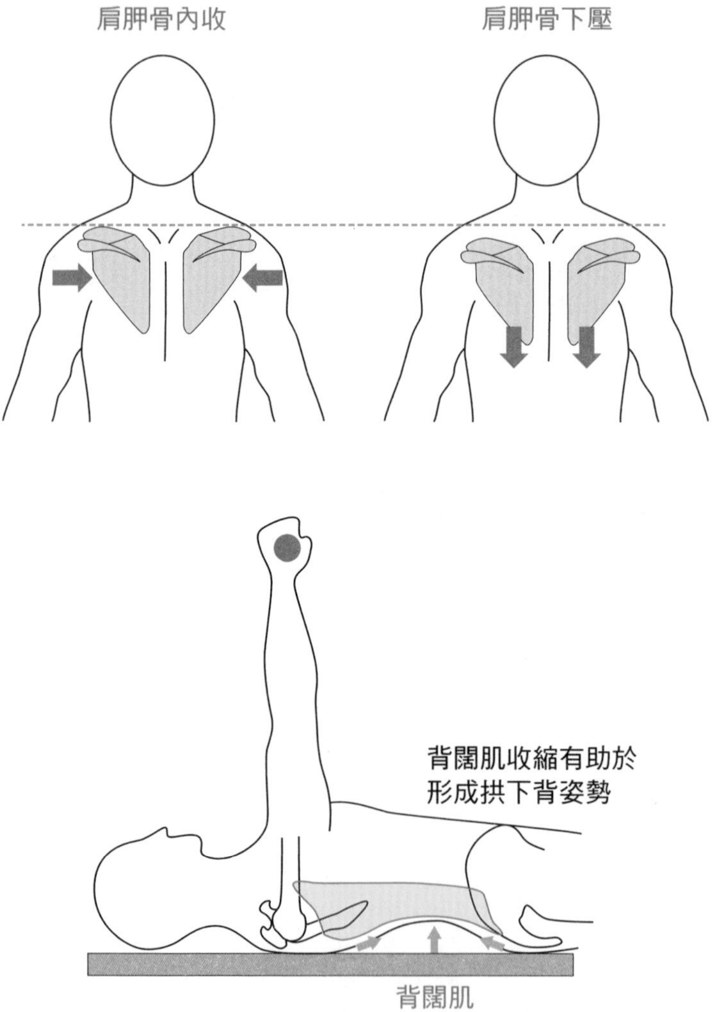

資料來源：《肌力訓練聖經》，由筆者製作

圖 44

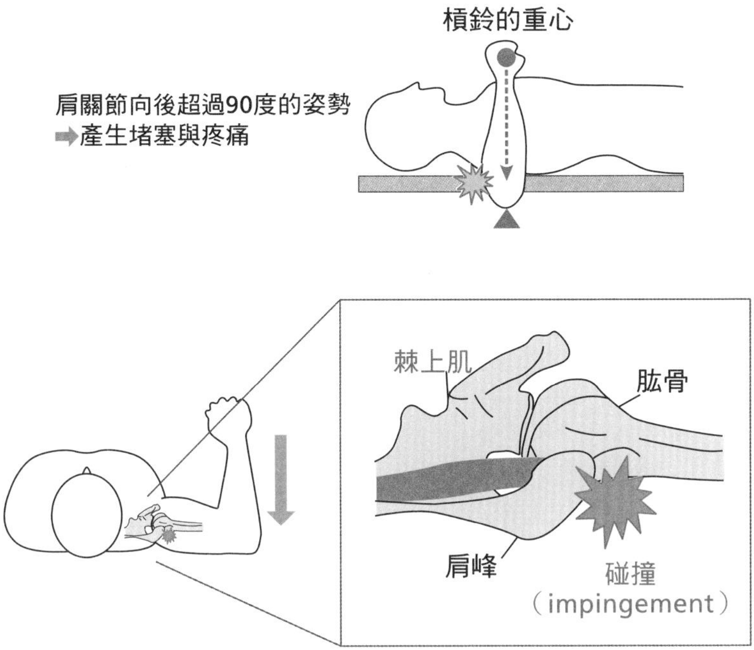

資料來源：《肌力訓練聖經》，由筆者製作

你可以試著在站立狀態下，將雙臂水平張開，然後手肘向前彎曲90度。接著把將手肘向後拉，通常你會感覺到肩膀的不適和疼痛，而且無法再繼續往後拉。

我們將這種肩胛骨的肩峰和肱骨發生碰撞的情況稱為「肩峰下夾擠症候群」（subacromial impingement syndrome）。在肩峰與肱骨之間的空間裡，存在著棘上肌和肩峰下滑液囊這種柔軟的組織，一旦受到壓迫會產生不適和疼痛。

如果先讓肩胛骨內收並下壓，再用同樣方式做手肘向後拉的動作，應該就比較不會感覺到不適或疼痛。

讓肩胛骨內收並下壓，可以避免肩胛骨的肩峰和肱骨碰撞時所產生的疼痛，這就是能防止肩膀受傷的原因。

尤其是在上舉姿勢，有些人的肩胛骨經常外展，如果維持同樣姿勢放下槓鈴的話，很容易導致肩部受傷。舉起槓鈴後，先讓肩胛骨內收並下壓，就可以預防肩部受傷。

2-9 【三大訓練】科學觀點下正確的基本硬舉姿勢

硬舉基本姿勢

硬舉是三大訓練之一。根據生物力學比較硬舉和深蹲的研究報告指出，比起深蹲，硬舉的訓練更能增加臀大肌和大腿後肌的肌肉活動。因此，如果你的目標是臀大肌或大腿後肌的肌力增強或肌肥大的話，硬舉再適合不過了。

銳普托認為，若要以科學觀點下的正確姿勢做硬舉的話，有兩個重點：

● 減少髖關節的力矩

● 提升體幹的穩定性（硬度）

那我們就實際來看看硬舉姿勢的正確作法吧。

❶ 站在槓鈴前，輕輕跳躍，以雙腿放鬆站立的寬度為站距（雙腳之間的距離）。接著抓握槓鈴，握距略寬於肩寬，槓鈴位置應在足部正中央（中足）。肩膀位置會向前超過槓鈴，肩胛骨下壓以促進背闊肌收縮。髖關節的高度應在頭部與膝關節的中間。

❷ 在不改變體幹前傾角度的狀態下，伸展膝關節，將槓鈴提起至膝蓋以下的位置。

❸ 伸展髖關節向前推，抬高體幹，再提起槓鈴。提著槓鈴至到站直為止（＝「鎖死（lockout）姿勢」。此時肩關節、髖關節、膝關節保持一直線，背部不得過度後仰。

❹ 放下槓鈴時，從髖關節開始彎曲，直到槓鈴的位置低於膝關節後，再彎曲膝關節。

圖 45

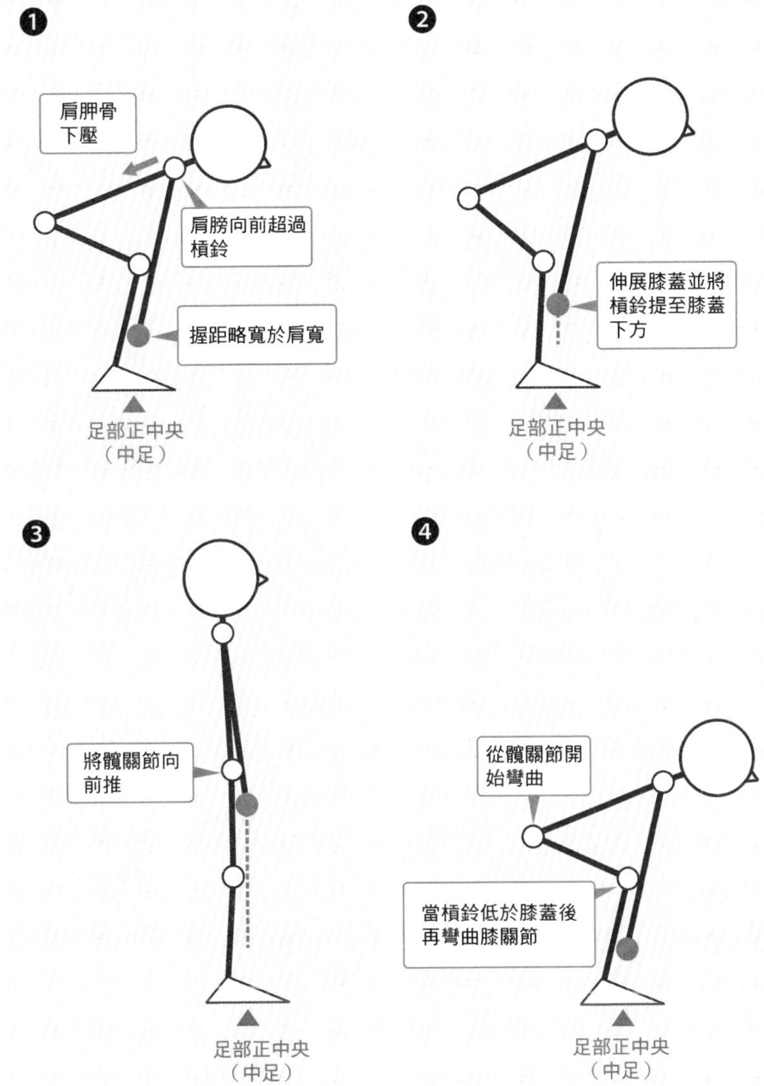

資料來源：《肌力訓練聖經》，由筆者製作

要怎麼做才能「減少髖關節的力矩」呢？

從生物力學的角度來看，我們應該要注意什麼，才能「減少髖關節的力矩」呢？銳普托認為有兩個重點：

- **槓鈴的擺放位置**
- **髖關節的位置**

①將槓鈴的擺放位置固定在足部正中央（中足）

如果想要減少髖關節產生的力矩，那就必須縮短髖關節到槓鈴之間的力臂。為了縮短力臂，我們必須盡可能將槓鈴靠近髖關節。換句話說，**將槓鈴擺放在足部正中央（中足）**是很重要的（圖46）。

槓鈴距離前方越遠，力臂越長，髖關節產生的力矩也就變大。力矩增加的話，會迫使臀大肌必須進行肌肉活動，這個姿勢會高度消耗能量，大家要特別留意。

圖 46

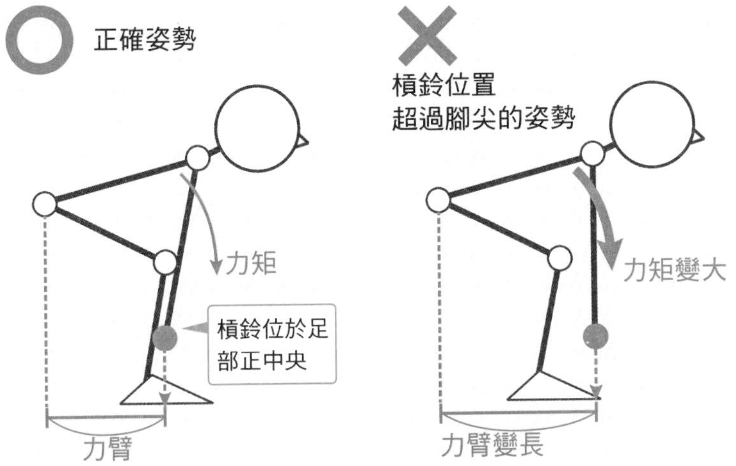

資料來源：《肌力訓練聖經》，由筆者製作

②髖關節的高度位於頭部和膝關節的中間

想要減少髖關節的力矩，髖關節的位置是很重要的。銳普托的建議是「**位於頭部和膝關節的中間**」（圖 47）。

如果髖關節的位置壓低到與膝關節同高的話，髖關節的力臂會變長，所產生的力矩也會變大。

另一方面，如果髖關節的位置過高，膝關節角度變大，以致於無法活用伸展膝蓋的股四頭肌。一旦股四頭肌無法正常發揮作用，就只能伸展臀大肌這些髖關節的肌肉來提起槓鈴，訓練成效也就不佳。

圖 47

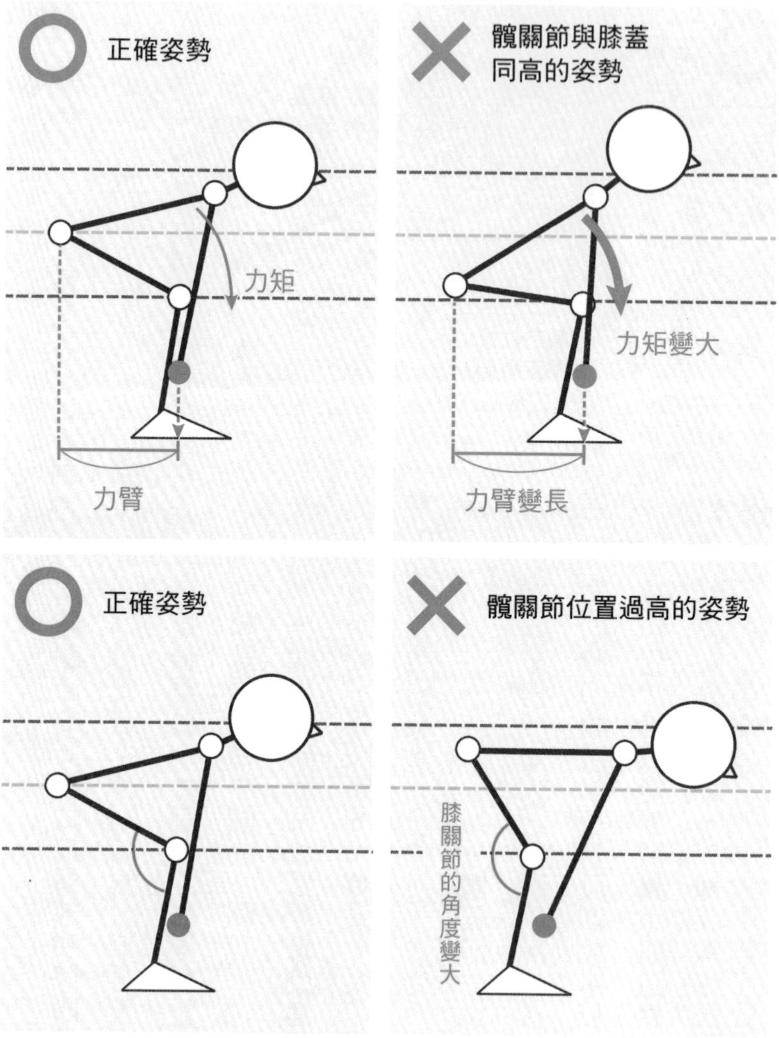

資料來源：《肌力訓練聖經》，由筆者製作

要怎麼做才能「提升體幹的穩定性」呢？

工地的挖土機可以輕輕鬆鬆鏟起厚重的泥土，能辦到這種事要歸功於透過傳達馬達扭力的「軸的硬度」（穩定性）。如果軸歪七扭八的，挖土機就無法把土鏟起來（圖 48）。

硬舉也是相同的道理。

在硬舉中，如果把鏟起泥土的鏟斗比喻成槓鈴的話，對應馬達的角色就是臀大肌和大腿後肌這些「伸展髖關節的肌肉」。**體幹會傳遞伸展髖關節的肌肉力量來提起槓鈴，因此「體幹的穩定性」對於硬舉成效的提升相當重要。**

而負責提升體幹穩定性的角色則是「背闊肌」。

背闊肌位於肩胛骨下部（下角）至胸腰椎及骨盆的起始處，與肱骨接連在一起。基於這些解剖學方面的特徵，背闊肌可以固定槓鈴不讓它往前移動，並發揮提升體幹穩定性的作用。「背闊肌與肱骨之間的角度」能讓背闊肌有效收縮，增加體幹的穩定性。

圖 48

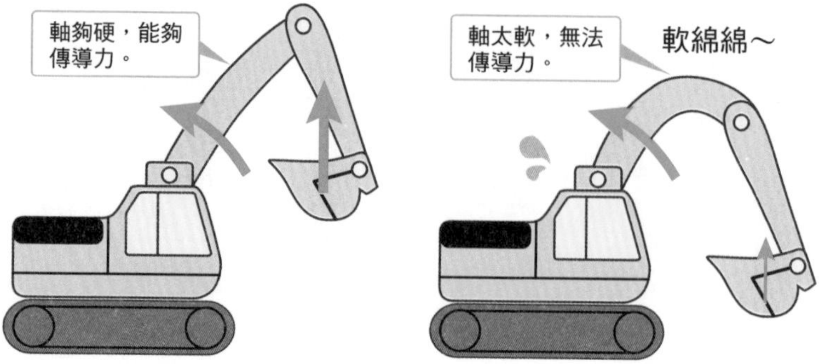

當連接在肱骨上的肌纖維的方向和肱骨的角度呈現「90度」時，是背闊肌收縮效率最好的時候，並且可以增加體幹的穩定性。

角度的標準是「肩膀和髖關節的位置」。具體來說，有以下兩點要注意：

- **肩關節位於槓鈴前方**
- **髖關股的高度要在頭部和膝關節的中間**

①肩關節位於槓鈴前方

當肩關節位於槓鈴前方時，背闊肌與上臂之間的角度為90度。因此，這個姿勢是提高背闊肌收縮效率的最佳位置（圖49）。

在肩關節位於槓鈴上方的姿勢中，背闊肌和肱

圖 49

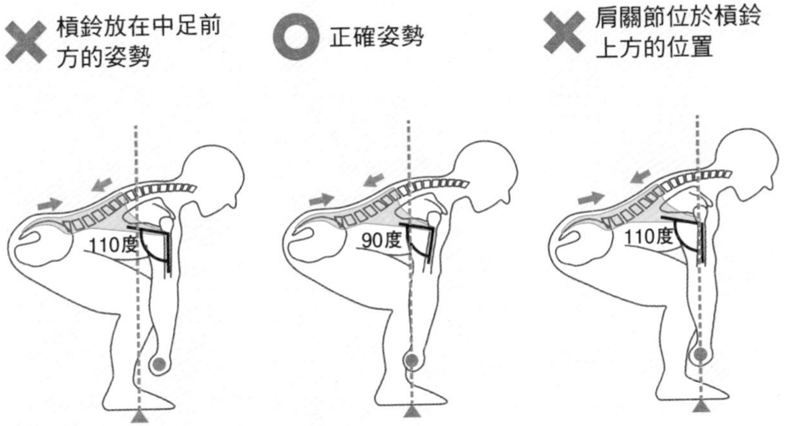

資料來源：《肌力訓練聖經》，由筆者製作

骨之間的角度變大，導致背闊肌的收縮效率降低。

此外，如果槓鈴位於中足前方，背闊肌和肱骨之間的角度一樣會變大。

最要的是槓鈴必須確實在中足上方，而且肩關節要位於槓鈴前方。

②髖關節的高度要在頭部和膝關節的中間

為了要讓背闊肌和肱骨之間的角度呈現出90度，髖關節的位置非常關鍵。當髖關節位於頭部和膝關節中間，背闊肌和肱骨之間的角度就會是90度（圖50）。

相對的，如果髖關節的位置與膝關節同高，那背闊肌和肱骨之間的角度就會變小。

圖 50

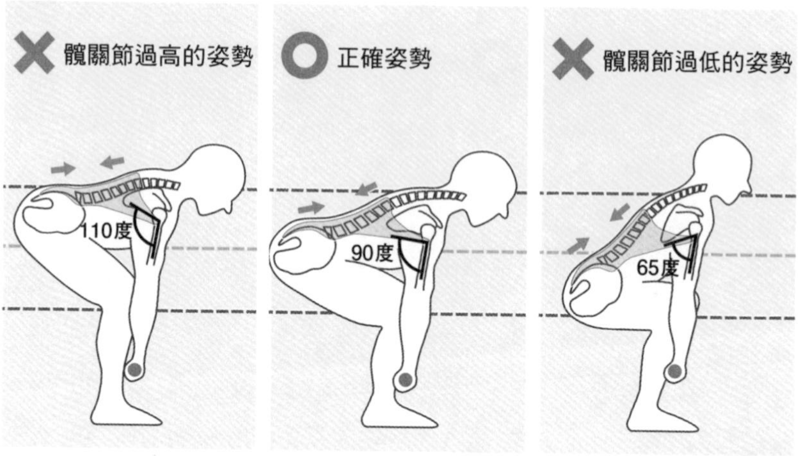

資料來源：《肌力訓練聖經》，由筆者製作

而且，髖關節過高的姿勢會導致角度變得更大。

因此，只要調整成肩關節位於槓鈴前方、髖關節位於頭部與膝關節的中間的姿勢，就能提升背闊肌的收縮效果與體幹穩定性。

總結目前為止的內容，可以歸納出以下三個重點：

- **將槓鈴放置在足部正中央（中足）**
- **肩關節向前超過槓鈴**
- **髖關節的高度位於頭部與膝關節的中間**

換句話說，只要調整成減少髖關節力矩、增加背闊肌收縮效率的姿勢，這些重點重疊起來，就會確立出「自然而然的正確姿勢」。

2-10 【三大訓練】發揮硬舉最大效果的「拉」

垂直拉起槓鈴

上一節我們已經了解了科學觀點下正確的硬舉姿勢，而這一節裡，我們要將重點擺在拉起槓鈴的姿勢與做法。只要掌握基礎知識，不僅能達到最佳成效，同時還能避免浪費力量或受傷。

硬舉時最重要的一點是「垂直拉起槓鈴」。

在做硬舉時，在拉起槓鈴之前（下放位置），將槓鈴擺放在中足的位置。**從中足往「上舉位置」的方向垂直拉起槓鈴，是最小而最有效率的動作。**

圖 51

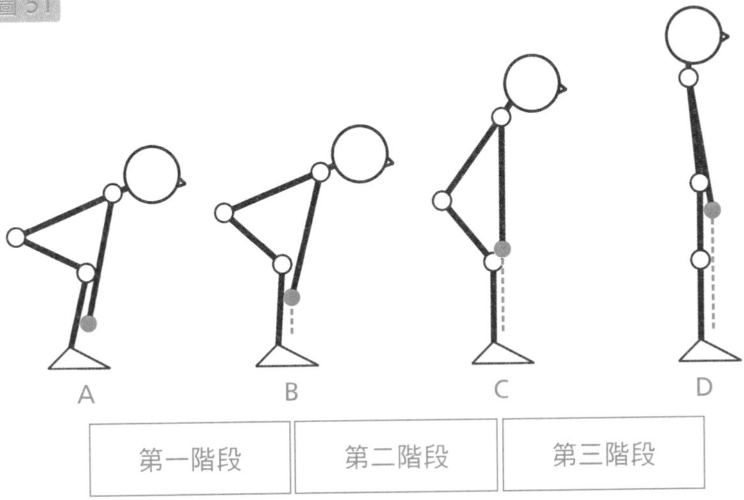

資料來源：《肌力訓練聖經》，由筆者製作

相較之下，在下放姿勢中，槓鈴往前超過中足、或拉起時還沒伸直膝蓋就直接抬起體幹的話，會拉長槓鈴的移動距離。這樣反而會有無謂動作，上拉的效率差。

「拉」的三大階段

銳普托將垂直拉起槓鈴的姿勢以圖A～D呈現出來（圖51）。我們將A～D的動作拆成3個階段，再針對每個階段的動作進行分析，同時參考西挪威應用科學大學的安德森等人的肌電圖研究報告，來觀察肌肉活動的情況。

圖 52

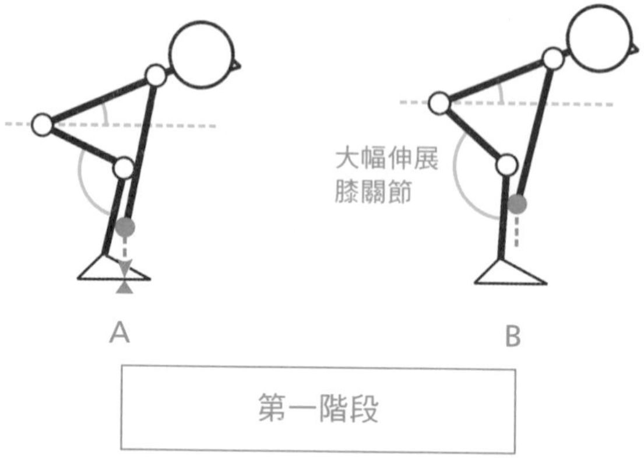

資料來源：《肌力訓練聖經》，由筆者製作

• 第一階段（A～B）

【拉的重點】

在A到B的第一階段中，要特別注意的是「**拉起槓鈴的同時要伸展膝關節**」和「**固定體幹前傾角度**」。假設你沒有伸展膝關節，只憑體幹拉起槓鈴的話，會增加槓鈴的移動距離、拉的做功，也增加了腰部的負擔，是一種會造成腰部疼痛又效率差的拉舉姿勢（圖52）。

【肌肉活動】

和其他階段相比，股四頭肌的肌肉活動更加活躍。相較之下，背肌（豎脊肌，脊椎兩側從上到下的肌肉）或臀大肌的肌肉活動就沒有太大變化。這是因為第一階段的拉舉主要是透過股四頭肌進行膝關節的延展動作。

我們經常會叮嚀「重點在於踩穩地板」，這是因為拉舉並不是透過體幹或髖關節，而是經由伸展膝關節的動作來完成的。

●第二階段（B〜C）

【拉舉的重點】

在這個階段最重要的是髖關節和體幹的動作。在第一階段中，體幹的前傾角度沒有太大變化，但在這個階段中，終於要抬起體幹了。這裡的關鍵在於要**將髖關節向前推**，**一邊伸展一邊抬起體幹**。如果用體幹拉起槓鈴時，髖關節沒有辦法順利進行伸展運動，那麼成效也會降低，這一點還請大家多加留意（圖53）。

【肌肉活動】

在第二階段中，股四頭肌已經完成它的任務。由於髖關節產生的力矩是最大的，為

圖 53

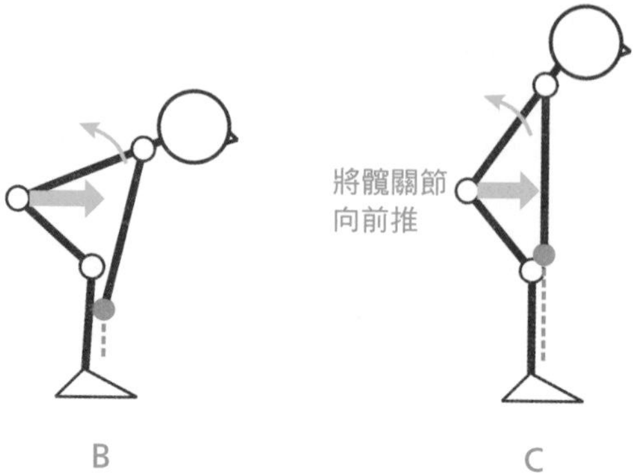

資料來源：《肌力訓練聖經》，由筆者製作

了抵抗力矩，臀大肌和大腿後筋（股二頭肌、半腱肌。大腿內側的肌肉）的肌肉活動會大幅增加。背肌的肌肉活動不會有變化，這是因為我們不會使用背肌來拉起槓鈴，只有在維持體幹穩定性時，才會用到背肌。

在第二階段，我們經常會說「Shoulders back,hips forward.—肩膀向後，臀部向前」。這句話的意思是，讓伸展髖關節的臀大肌和大腿後肌發揮完整作用，肩膀向後，髖關節向前，將槓鈴拉舉到膝蓋以上。

●第三階段

【拉舉的重點】

在第三階段，不彎曲背部，**肩關節、髖**

圖 54

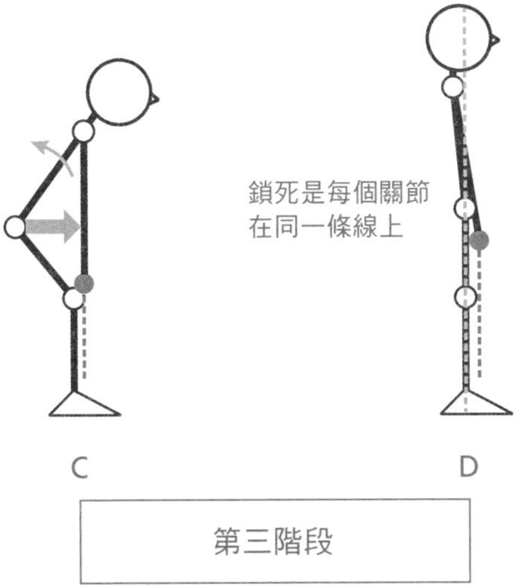

資料來源：《肌力訓練聖經》，由筆者製作

關節、膝關節呈一直線，結束拉舉動作（圖54）。

【肌肉活動】

在第三階段中，髖關節到槓鈴之間的力臂逐漸縮短，在髖關節產生的力矩也會跟著變小。因此，伸展髖關節的臀大肌和大腿後肌的肌肉活動也降低了。此外，在這個階段中，背肌的肌肉活動沒有變化。背肌並不會為了鎖死而做出彎曲體幹這種多餘活動，背肌同樣只會在維持體幹穩定性上發揮作用。

經過目前為止的所有階段，包括背闊肌和豎脊肌在內，背肌都維持著一定的肌肉活動。**背肌的肌肉活動的目的不在於拉舉，而是提升體幹穩定性來傳遞力量，所以並不需要刻意增加背肌的用力**。相反的，如果過度增加背肌的肌肉活動，反而有可能導致姿勢錯誤、或無法負荷重量。這些情況都有可能導致腰痛或其他損傷，所以要特別注意。

2-11 【訓練之後】動態式收操沒有意義嗎？

推翻動態式收操效果的7項證據

我想很多人會在訓練過後慢跑、走路、伸展來收操，實際上，89％的美國教練會推薦學員做收操緩和運動。

收操又分為慢跑、走路的「動態式（主動）收操」和按摩、伸展等「靜態式（被動）收操」。

過去的觀點認為，和靜態式收操相比，動態式收操具有更多有益的效果，像是減少疲勞中的代謝物，減輕肌肉痠痛，恢復心跳數等等。荷蘭馬斯垂克大學的范荷倫等人曾對這些動態式收操的效果進行實際探討。

二〇一八年，范荷倫等人進行回顧，所針對的研究報告檢驗了動態收操在運動後4小時的效果。遺憾的是，結果完全否定了過去認為動態收操有效的「常識」。

①消除疲勞↓

至今為止，有一派說法認為訓練後的緩和運動能消除乳酸，達到快速從疲勞中恢復的效果。

然而，近年來證實**疲勞並不是由乳酸引起的，而是氫離子堆積導致肌肉酸中毒而引起的**。

而實際驗證收操對於肌肉酸中毒的影響時，發現在運動過後80分鐘都沒有見到酸中毒降低的效果。也就是說，緩和運動雖然可以達到消除乳酸的效果，但並沒有證據支持最重要的「防止肌肉酸化並從疲勞中恢復」。

②減少肌肉痠痛↓

長年以來，收操可以有效減少肌肉痠痛引起的疼痛或肌肉損傷的說法一直是從事訓練的人們的「常識」。因為過去認為收操可以促進肌肉或皮膚的血液流動，減少乳酸或肌肉痠痛因子（環氧合酶，神經膠質細胞衍生的神經營養因子）的堆積，加速肌肉修復。然而，後續有許多研究報告否定了這個論點。二〇一八年發表的系統性統合分析中也表明，**沒有證據支持收操可以減少肌肉痠痛或肌肉損傷**。

③改善腦部疲勞↓

神經活動與肌力發揮有著密切關聯，因此在高強度訓練過後，不僅會產生肌肉疲累的末梢疲勞，也會導致腦部疲憊的中樞疲勞。過去也有一派說法主張收操有助於舒緩末梢疲勞和中樞疲勞。然而，實際測量高強度訓練過後**進行收操的最大肌力（末梢疲勞）、電刺激肌力（中樞疲勞）的結果，並沒有顯示出明顯的改善**。

④肌肉變得放鬆↓

當我們訓練到力竭時，肌肉損傷會致肌肉僵硬並縮小關節的運動範圍（可動範圍）。據說收操可以改善肌肉僵硬並擴大關節的運動範圍。然而，至今尚未有相關報告指出收操對於改善肌肉僵硬和擴大關節可動範圍有正向的影響。

在一項研究報告中，針對足球選手驗證訓練後的收操對於肌肉柔軟性的影響，和伸展這種靜態式收操相比，並沒有顯著的效果。**目前總共有7份報告檢驗了收操對於改善肌肉僵硬與關節運動範圍的效果，但所有結果都是負面的**。

⑤可以合成恢復肌肉的「肌肝醣」↓

有一派說法認為高強度訓練有可能會消耗肌肝醣，訓練過後24小時內會降低肌力。所以可以藉由收操在早期階段重新合成肌肝醣，有助於恢復肌力。

然而，許多研究結果顯示，和靜態式收操相比，動態式收操在肌肝醣的合成速度上並沒有太大差異，而**動態式收操本身的效果也遭到否定**。

值得注意的是，動態式收操反而有可能會干擾肌肝醣的合成。在高強度訓練過後做收操並調查45分鐘後的肌肝醣含量的報告指出，靜態式收操會增加肌肝醣，但動態式收操並沒有顯示出任何增長。其他研究結果也表明，動態式收操可能會干擾肌肝醣合成。

范荷倫等人表示，不僅不能期待動態式收操的肌肝醣合成效果，今後甚至需要更進一步檢驗是否存在風險。

⑥緩和心跳、呼吸頻率↓

有報告指出，動態式收操不僅具有肌肉的生理效應，還可以緩和心跳和呼吸數。與靜態式收操相比，效果更佳。其他研究結果也顯示出相同的結果。但也有其他報告表示，**動態式收操與靜態式收操的緩和效果相差無異**，目前還沒有充分的共識。

⑦減輕心理壓力和改善睡眠↓

此外，有人認為訓練會造成心理壓力並降低睡眠量，而動態式收操可以改善這些心理層面的問題。

然而，許多研究結果並沒有發現對於心理層面或睡眠品質上有正面影響。相反的，如果訓練經驗不夠充足的話，**動態式收操反而會加劇心理層面的壓力**。

收操的3個注意事項

范荷倫等人統整並回顧這些研究報告，得出的結論是「動態式收操能有效消除乳酸，但目前無法證實除此之外的生理效應」。

另一方面，由於無法否認收操帶來的安慰劑效應，所以不能否定個人做動態式收操的行為，但有幾個重點需要多加留意。

- **若動態式收操的目的是增加血液循環，應設定在低～中強度**
- **為了預防收操造成肌肉損傷，應設定在低～中強度**
- **收操時間控制在30分鐘以內，避免干擾肌肝醣合成**

范荷倫等人的回顧結果顯示，沒有證據支持動態式收操的效果。但這樣的回顧也只是敘述性綜論（narrative review），並沒有提供明確的證據。如果要提供高品質實證證據，必須進行採用管理偏誤（各種因素導致的數據偏差）的系統性文獻回顧和統計分析的統合分析。

還沒有進行這樣的分析的原因是，目前為止的研究報告數量仍然太少，品質也較低。事實上，我們現在做得理所當然的動態式收操，不僅沒有證據支持它的效果，相關研究的檢驗也不夠充分。也就是說，學術領域並不是主張無效果，而是目前沒有科學依據證明動態式收操有效果，請大家特別留意。

第3章

這才是最科學的正確「蛋白質攝取方法」！

<<

3-1 為什麼「蛋白質」如此重要？

即使每天勤奮做肌力訓練，肌肉也不一定會因此變得更大、更強壯。汽車要不斷運行，還需要外部的補充能源，同樣道理，我們在運動時消耗能量，那就必須從外部補回能量。**想讓肌肉更大、更強壯，基於正確理論的「運動」和「營養攝取」都是不可或缺的兩個要素**。

什麼樣的營養是均衡又高品質的呢？進入體內的營養是經過什麼樣的流程產生肌肉，讓肌內變得更大、更強壯的呢？哪些營養要攝取多少，又要在什麼時間點攝取才能讓肌力訓練達到最佳成效呢？在本章中，我們將以最新證據為基礎，一同探討正確的營養攝取理論及機制。

構成人體的蛋白質和胺基酸

在開始討論營養之前，我們先從生物學和營養學的觀點來了解我們的身體結構吧。人體大約60%是由水分組成，其他還有脂肪和礦物質等等，而僅次於水分的是佔整體約20%的蛋白質。蛋白質是構成身體各種物質的原料，舉凡心臟和肺這些臟器，到皮膚、指甲、頭髮、激素、血液、免疫系統的成分等等。

就連肌肉最小單位肌原纖維也是由肌動蛋白與肌凝蛋白這些肌肉蛋白所構成（圖55）。換句話說，增加肌肉等同於增加肌肉蛋白。

蛋白質是由數十至數萬個單位的「胺基酸」分子所組成。地球上的每一種植物和動物都是由胺基酸產生的無數蛋白質組成，構成人體的十萬多種蛋白質也包含在內。

胺基酸的基本結構是由胺基（NH^2）、羧酸基（COOH）、氫（H）、側鏈（R）所組成。側鏈將各種分子連結在一起，胺基酸才能夠發揮形形色色的功能。自然界中存在著數百種胺基酸，但能作為蛋白質的材料的胺基酸只有20種。

這20種胺基酸又分成9種「必需胺基酸」及11種「非必需胺基酸」。必需胺基酸無

圖 55

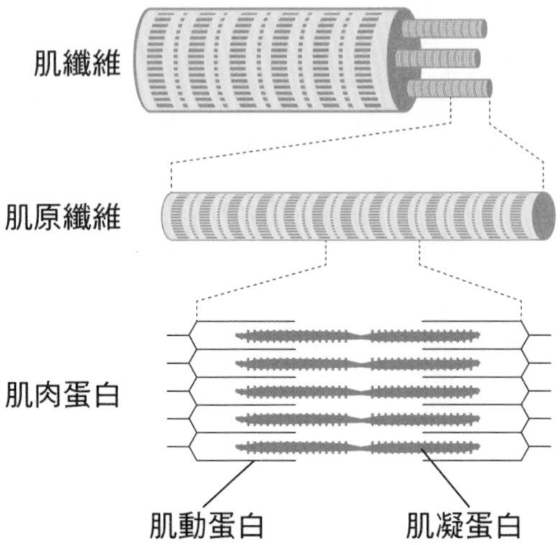

法在人體內自行合成，所以需要透過飲食攝取。在日常飲食均衡，營養充足的情況下，人體可以自行合成非必需胺基酸（圖56）。

製造蛋白質的時候，胺基酸並不是隨機組合出來的。DNA的鹼基序列（基因資訊）就顯示出蛋白質的合成藍圖（胺基酸序列資訊）。人體會根據這份藍圖安排待組合的胺基酸種類、數量、順序，並針對臟器、皮膚、肌肉等，製造出符合其目的的蛋白質。

我們將兩種或多種胺基酸結合的狀態稱為「肽」。2個胺基酸結合為「二肽」，3個為「三肽」，10個左右為「寡肽」，更多為「多肽」。肽和蛋白質之間並沒有一個明

圖 56

組成蛋白質的20種胺基酸

非必需胺基酸（11種）	・天門冬胺酸 ・天門冬醯胺 ・麩胺酸 ・麩醯胺酸	・半胱胺酸 ・精胺酸 ・絲胺酸 ・丙胺酸	・脯胺酸 ・甘胺酸 ・酪胺酸
必需胺基酸（9種）	・白胺酸 ・纈胺酸 ・色胺酸 ・苯丙胺酸	・異白胺酸 ・組胺酸 ・離胺酸	・蘇氨酸 ・甲硫胺酸

確的界限，但通常我們會稱50～100個以上的胺基酸為蛋白質。

進入體內的蛋白質和這種結合的流程完全相反，也就是從蛋白質逐步分解至胺基酸的階段，然後再一次合成。

比方說，假設你吃了牛排（蛋白質），當食物進入胃以後，會被胃酸變性（軟化），再被黏膜細胞分泌的消化酵素（胃蛋白酶）分解成多肽。胃的消化結束後，接著在十二指腸被胰液中的分解酵素分解成寡肽。然後再進入小腸，經由消化酵素分解成單體的胺基酸，小腸的黏膜和上皮細胞會加以吸收。

小腸吸收的胺基酸最後會經由微血管進入門靜脈（流至肝臟的粗血管），並集中在肝臟中。

從這裡開始，胺基酸就要展開新旅程了。

圖 57

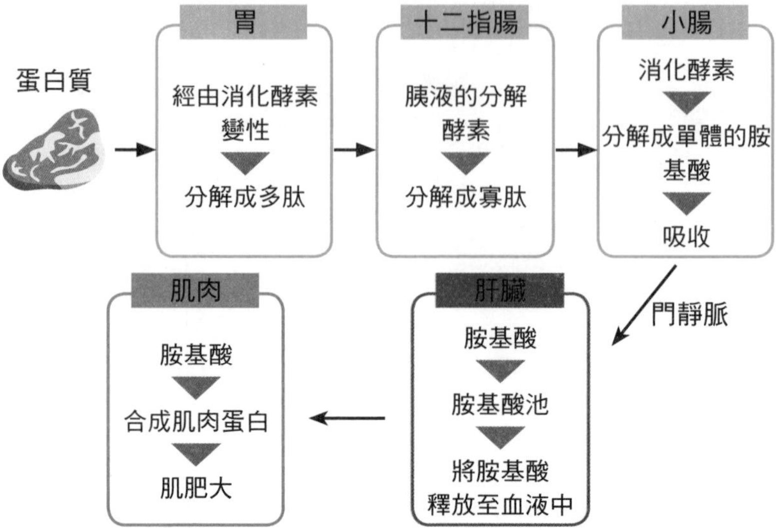

肝臟會把即將要用到的胺基酸釋放到血液中，其餘的胺基酸都會被儲存在胺基酸池裡。「儲存」並不代表像銀行的保險箱一樣有特定的儲藏倉庫，而是指在血液或組織裡，「胺基酸呈現解離狀態」。攝取足夠的蛋白質會提升血液裡的胺基酸濃度，使身體處於富含胺基酸的狀態。

當體內處於富含胺基酸的狀態時，肌肉細胞就會遵循DNA鹼基序列複製下來的藍圖，結合胺基酸，合成包含肌動蛋白與肌凝蛋白的肌肉蛋白。也就是說，**進入體內的蛋白質透過「消化分解↓吸收↓儲存↓合成」的程序，將蛋白質塑造成肌肉**（圖57）。

然而，如果只是單純攝取蛋白質的話，身體只會維持現在的肌肉量，並不會去合成肌肉蛋白。為了促進合成和強化肌肉，除了透過飲食攝取營養之外，我們還需要藉由運動所帶來的刺激提高「肌肉蛋白的合成敏感度」，而最合適的運動正是肌力訓練。

肌力訓練過後應該攝取蛋白質

近年來，已經建立了使用胺基酸的穩定同位素的研究方法，可以更仔細地觀察胺基酸的合成與分解，所以陸陸續續發現了新知識。在現代運動科學和運動營養學中，「只靠肌力訓練無法達到肌肥大」、「肌力訓練後要攝取蛋白質」都已經逐漸成為常識。

其中一項依據是來自美國施里納燒燙傷研究中心的畢歐羅等人的研究報告。

畢歐羅等人針對下列四種情況：①空腹時、②攝取蛋白質後、③空腹狀態下肌力訓練後、④肌力訓練後攝取蛋白質時，各別測量肌肉蛋白的合成量和分解量（圖58）。

圖 58

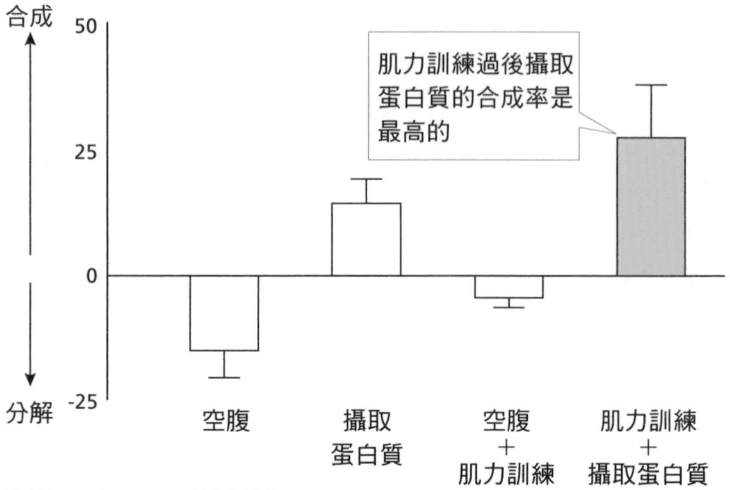

資料來源：Biolo G, 1997由筆者製作

結果顯示，「空腹時」會增加肌肉蛋白的分解量，而「攝取蛋白質」會增加合成量。當你肚子餓的時候，體內胺基酸的濃度不足，此時身體會分解肌肉蛋白來產生胺基酸，當然也就不容易產生肌肥大。但如果在這個時候攝取蛋白質，體內會恢復到富含胺基酸的狀態，肌肉蛋白的合成量也會跟著增加。

「空腹狀態下做肌力訓練後」，肌肉蛋白的合成量並沒有增加。也就是說，雖然肌力訓練讓肌肉蛋白的合成敏感度提升了，但在體內胺基酸不足的情況下，根本無法拉高合成量。

「肌力訓練後攝取蛋白質時」，肌肉

蛋白的合成量有了明顯的增加。這項結果表明，如果在肌力訓練提升肌肉蛋白的合成敏感度的時間點攝取蛋白質的話，將有助於增加合成量並促進肌肥大。

如果想要維持現在的肌肉量，適量的運動和飲食就已足夠。但以肌肥大為目標的話，更重要的是肌力訓練過後的蛋白質攝取。

- **肌力訓練↓提升肌肉蛋白合成敏感度↓攝取蛋白質↓促進肌肉蛋白合成↓產生肌肥大**

如果你的目標是肌肥大的話，重覆這個循環是很重要的。

3-2 最佳攝取時間是肌力訓練後的「24小時」

「肌力訓練後24小時」比「黃金時間」更重要

一般我們常說肌力訓練後1～2小時是肌肉蛋白合成作用最活躍的「黃金時間」，許多文章和部落格都會推廣「肌力訓練和蛋白質攝取視為一組」的觀念，實際上也有不少人在做肌力訓練時會特別意識到這一點。

這個概念的依據是來自美國德克薩斯大學醫學系的拉斯穆森等人的研究報告。拉斯穆森等人召集了無訓練經驗的受試者，觀察他們在訓練後攝取蛋白質時肌肉蛋白的合成反應。受試者在進行1小時的訓練後，攝取15g的必需胺基酸，每小時測量一次肌肉蛋白的合成量。結果顯示，肌肉蛋白的合成量在訓練後1～2小時達到最高值，

圖 59

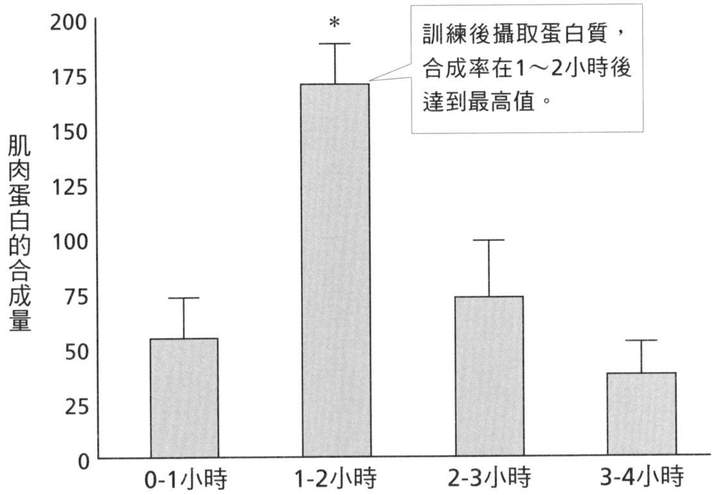

資料來源：Rasmussen BB, 2000由筆者製作

然後每小時逐漸下降（圖59）。

根據這些結果，拉斯穆森等人得出結論，訓練後攝取蛋白質是提升肌肉蛋白的合成作用最有效的方法。研究結果後來被稱為「黃金時間」，更變成廣為人知的肌力訓練「常識」。

然而，現代運動科學和運動營養學指出，肌力訓練後攝取蛋白質時，有個觀念比黃金時間更重要。那就是「**肌力訓練後的肌肉蛋白攝取時間為24小時**」。

肌肉蛋白的合成敏感度會持續24小時

證據源自以下研究報告。

美國施里納燒燙傷醫院的蒂普頓等人，召集無訓練經驗的20多歲男性和女性作為受試者，讓他們在訓練前後攝取15g的必需胺基酸，並測量訓練前後24小時肌肉蛋白合成敏感度的上升時間。

結果顯示，肌肉蛋白的合成敏感度不只是短短1小時，在24小時後仍維持在高度狀態。

這項結果非常有趣，遺憾的是受試者僅限於無訓練經驗的人，資訊並沒有完整到可以拿來作為參考。

麥克馬斯特大學的巴德等人的研究報告在這個時候出現了。他們召集了具有訓練經驗的20多歲男性作為受試者，讓他們做完腿伸屈的24小時後攝取15g的乳清蛋白，並測量肌肉蛋白的合成率。當時巴德等人根據訓練強度和疲憊程度將受試者分成3組進行實驗。

①進行1RM的90%高強度訓練直到力竭的小組（高強度＋力竭）

②進行1RM的30%低強度訓練不做到力竭的小組（低強度＋沒有力竭）

③進行1RM的30%低強度訓練直到力竭的小組（低強度＋力竭）

結果證明不管是高強度或低強度，進行訓練到力竭的①和③組別，24小時後的肌肉蛋白合成率是上升的。另一方面，②組沒有做到力竭，肌肉蛋白的合成率也沒有增加多少。

我們可以從這個結果得知2件事。首先，**無論訓練強度如何，只要進行訓練直到力竭，合成敏感度會持續上升到24小時後**。其次，**合成敏感度持續上升24小時和有沒有訓練經驗無關**。

巴德等人多次進行相似的實驗，在二〇一四年統整了一系列的研究結果。後來，同為麥克馬斯特大學的飛利浦也針對相同主題提出了報告，但在所有情況下，「訓練後1～3小時是肌肉蛋白合成敏感度最高的時間，之後增加率會逐漸降低，但至少會持續到

圖 60

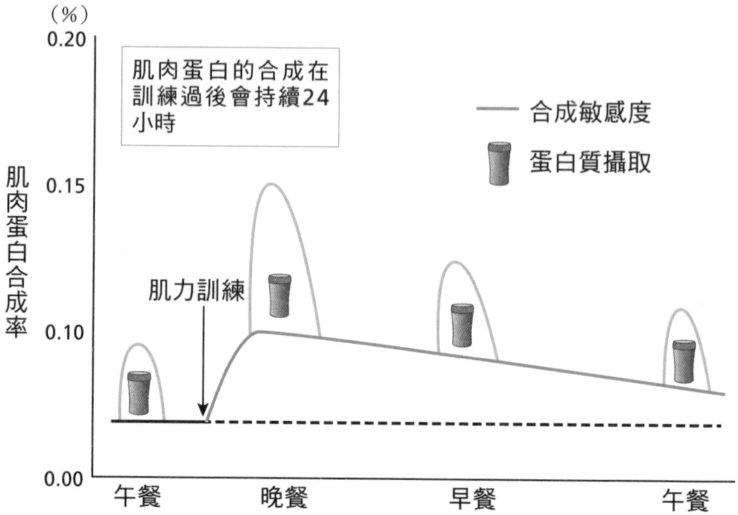

資料來源：Phillips SM, 2014由筆者製作

24小時後。」（圖60）

二〇一七年，國際運動營養學會也針對這些研究報告發表「肌肉蛋白的合成敏感度會在訓練後提升至少持續24小時」的官方觀點。現在運動科學和運動營養學已經達成廣泛共識。

不要只在「剛做完訓練後」攝取蛋白質

應該有不少人會惦記著「要攝取蛋白質」，所以在肌力訓練後「立刻」喝蛋白質補給品吧？但正如上述，人體在肌力訓練後的24小時較容易合成肌肉蛋白。過了一段時間後，你有沒有持續留意自己的飲食呢？像是隔天早上的早餐、午餐、晚餐等等。尤其是習慣不吃早餐或午餐的人，在訓練後隔天的早餐和午餐一定要充分攝取蛋白質。**在肌力訓練後24小時內，三餐均衡攝取蛋白質才能達到肌力訓練的最佳成效。**

3-3 最強蛋白質：肉、蛋、牛奶、大豆

優質蛋白質的指標：胺基酸分數

蛋白質對於提升肌力訓練成效是不可或缺的。然而，如果攝取的是劣質蛋白質，對於肌力訓練的效果完全沒有助益。我們需要的是一種可以促進肌肉蛋白合成的「優質蛋白質」。

構成蛋白質的20種胺基酸分成體內無法主動合成，必須透過飲食攝取的9種「必需胺基酸」與體內可以自己合成的11種「非必需胺基酸」。

肌肉蛋白只能由必需胺基酸合成，而且9種胺基酸缺一不可。肌力訓練後應該攝取的**優良蛋白質的絕對條件是「均衡含有9種必需胺基酸」**。

圖 61

食品例	胺基酸分數
豬肉（里肌，無脂肪）	100
雞蛋（整顆）	100
牛奶	100
大豆	100
菠菜	94
精白米	64
小麥粉	39

蛋白粉	胺基酸分數
乳清蛋白	100
酪蛋白	100
大豆蛋白	100

但是，我們要如何辨識出均衡含有必需胺基酸的蛋白質呢？

這個時候，將食品或蛋白類中的必需胺基酸的含有率數值化，被稱作「胺基酸分數」的指標就可以派上用場了。這是一個聯合國糧農組織（FAO）和世界衛生組織（WHO）都認可的指標。

如果食品或蛋白粉中均衡含有9種必需胺基酸，且所有種類都符合標準值，則胺基酸分數評定為滿分「100」，視為「優質蛋白質」。如果分數未達100，代表食品或蛋白粉中有一種或多種必需胺基酸低於標準值。

我們可以觀察典型食品和蛋白粉的胺基酸分數（圖61）。肉類或牛奶這些動物性食品和大豆及蛋白粉的分數為100，菠菜這種植物性食品和精白米則不到１００。肉類或乳製品這種動物性食品和蛋白粉會被稱作是「優質蛋白質」就是根據這個胺基酸分數。

我們經常會把胺基酸分數比喻成「木桶」。當你用一個9片木板組成的木桶接水的時候，如果有一片木板比較短，水就會從那邊流出去，不管你怎麼裝也只能裝到和最短木板同高的水位。相同的道理，如果有一種必需胺基酸不到標準值的話，那一項食品也會依據最少的必需胺基酸而降低胺基酸分數。換句話說，即使部分必需胺基酸含量豐富，如果整體不均衡的話，也無法在體內發揮１００％的力量。

應攝取9種必需胺基酸而非ＢＣＡＡ

在必需胺基酸中，「ＢＣＡＡ—支鏈胺基酸」（Branched Chain Amino Acids）近年來特別受到關注。它已經被公認為是對運動有效的必需胺基酸，尤其在運動員之間，最近甚至能在許多店家看到強調「添加ＢＣＡＡ」的蛋白粉和補給品。此外，ＢＣＡＡ也存在於肉類、蛋、大豆、牛奶等食物中。

BCAA指的是三種必需胺基酸：纈胺酸、白胺酸、異白胺酸的總稱。胺基酸是由胺基、羧酸基、氫、側鏈所組成，而BCAA具有側鏈分枝出來的特徵結構，所以被命名為「支鏈胺基酸」。

BCAA與其他必需胺基酸最大的差別在於，BCAA並非從肝臟代謝，而主要由肌肉代謝。基於這個特徵，有人開始思考「既然在9種必需胺基酸中，肌肉只會用到BCAA的話，大量攝取BCAA是不是就能有效促進肌肉蛋白的合成了呢？」

然而，運動科學和運動營養學領域的最新證據否定了這個想法。

二〇一七年，英國艾克斯特大學的傑克曼等人針對攝取BCAA對於肌力訓練後的蛋白質合成率的影響進行實驗。他們召集了具有訓練經驗的20多歲男性，並分成兩組，一組在肌力訓練後飲用含有BCAA飲料，另一組則飲用口感與外觀幾乎一樣的安慰劑飲料（成分是對人體無害的粉末與水），分別在肌力訓練4小時後測量肌肉蛋白的合成率。結果發現，前者的肌肉蛋白合成率比後者增加了22％。

光看這個結果你可能會覺得「ＢＣＡＡ果然很猛啊」，但傑克曼等人進行的下一個實驗更值得注意。

在完成之前的實驗後，傑克曼等人使用了含有所有必需胺基酸的乳清蛋白進行了類似實驗。結果顯示，和飲用安慰劑飲料的小組相比，飲用乳清蛋白的小組的肌肉蛋白合成率增加了50％。

根據這些結果，傑克曼等人認為，「**單獨攝取**ＢＣＡＡ**確實也能促進肌肉蛋白合成，但為了達到更進一步的合成作用效果，建議攝取富含所有必需胺基酸的蛋白質。**」二〇一八年國際運動營養協會提出的報告也支持這項論點，現在在各個領域也獲得廣泛的共識。

為了促進肌肉蛋白的合成，不僅是特定的必需胺基酸，攝取均衡富含9種必需胺基酸的優質蛋白質是很重要的。具體來說，比起飲用ＢＣＡＡ補給品，應該優先攝取乳清這一類的蛋白質。如果要飲用ＢＣＡＡ補給品的話，應該同時搭配胺基酸分數１００的牛腿肉、雞胸肉、蛋、牛奶，更能提升肌力訓練的效果。

「白胺酸」不為人知的功能

但如果因此要說ＢＣＡＡ不好倒也不至於。例如，近年來，ＢＣＡＡ中的「白胺酸」就特別受到關注，人們推測，白胺酸對肌肉蛋白的合成或許有很大的影響。

當胺基酸要合成蛋白質時，會使用到ＤＮＡ中的一種藍圖（胺基酸序列的資訊）。如果仔細研究這個機制，會發現ＤＮＡ中的藍圖是從傳訊核糖核酸mRNA複製（轉錄）而來的。胺基酸基於mRNA的資訊結合，合成蛋白質。

肌肉蛋白合成也是相同的原理，但啟動合成的是第1章描述的mTOR。近年來也有各種研究指出，活性化mTOR的關鍵或許就是白胺酸。

二〇一四年，麥克馬斯特大學的切爾華等人針對白胺酸含量對於乳清蛋白的影響進行驗證。

他們徵求有運動習慣20多歲的年輕人作為受試者，並分成飲用正常攝取量（25g）

圖 62

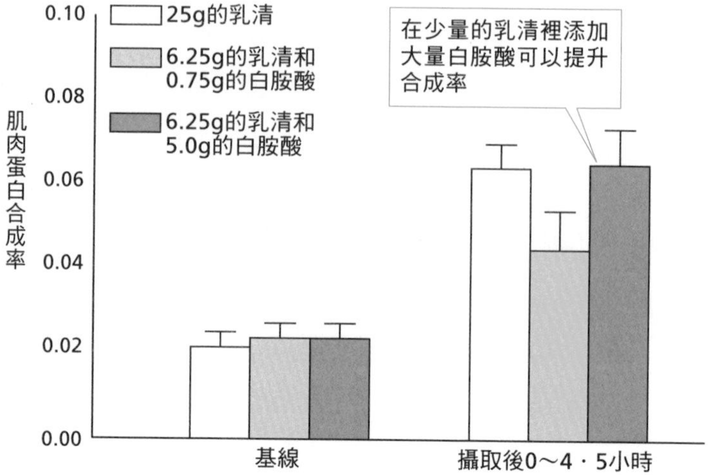

資料來源：Churchward-Venne TA, 2014由筆者製作

乳清的小組、在少量（6．25g）乳清裡添加少量（0．75g）白胺酸的小組，以及在少量（6．25g）乳清裡添加大量（5．0g）白胺酸的小組。他們讓受試者在肌力訓練過後各自攝取指定的蛋白質，並在攝取後4．5小時測量肌肉蛋白的合成率。結果顯示，和攝取正常量乳清的小組相比，在少量乳清裡添加少量白胺酸並不會提升肌肉蛋白的合成率，但在少量乳清裡添加大量白胺酸可以達到相同的肌肉蛋白合成率（圖62）。

這項結果證實**白胺酸的攝取量確實會對肌肉蛋白的合成造成劇烈影響**。

也有其他報告指出白胺酸的作用，現在建議攝取含有「2g以上的白胺酸」的食物或蛋白粉。此外，二〇一七年國際運動營養協會的官方聲明的建議攝取「0．7～3g的白胺酸」。

看了這些說明後，或許會有人想說：「那我從今天開始就積極攝取白胺酸吧！」但和前面提及的BCAA一樣，我們也要充分攝取其他必需胺基酸，而富含白胺酸且**能夠促進肌肉蛋白合成的優質蛋白質指的是「胺基酸分數100」或是「含有2g以上白胺酸」的食物或蛋白粉**。

順帶一提，在選擇含有優質蛋白質的食品時，可以參考線上免費資源《日本食品標準成分表二〇一五年版（第七版）胺基酸成分表篇》。此外，一些市售蛋白粉也會清楚標示胺基酸分數和白胺酸含量。這些品質相關標示都可以拿來作為選擇優質蛋白質的標準。

3-4 正確的蛋白質攝取量取決於「年齡、體重、訓練內容」

提升肌力訓練成效的一餐蛋白質攝取量

要讓肌力訓練達到最佳效果，在「肌力訓練後24小時內」攝取「均衡含有必需胺基酸的優質蛋白質」是很重要的。那麼「蛋白質的最佳攝取量」是多少呢？

最近我看到一篇文章中提到「大約一餐20g」，雖然這只是一個參考值，但如果問我這個數值是否為「所有男女老少」的最佳攝取量，我會打上一個問號。因為現代運動科學和運動營養學認為「肌力訓練過後，一餐的蛋白質最佳攝取量取決於年齡、體重、訓練內容」。

二〇〇九年，加拿大多倫多大學的摩爾等人集結了體重不盡相同的20多歲年輕人與

圖 63

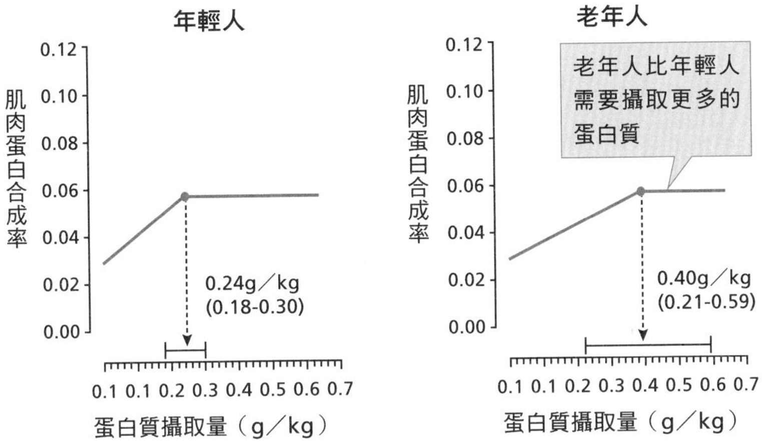

資料來源：Moore DR, 2009由筆者製作

70多歲的老年人，讓他們進行腿伸屈之後攝取0～40g的蛋白質，並測量肌肉蛋白的合成率。結果顯示，肌肉蛋白合成率達到最高的攝取量，也就是蛋白質的最佳攝取量，會因為「年齡」和「體重」不同而產生差異。

此外，摩爾等人也針這這些數據進行分析，並推導出一個在考量「一餐的蛋白質最佳攝取量」時，可作為參考的係數（圖63）。

◎20多歲的年輕人體重每1kg
平均0.24g（0.18～0.30g）
◎老年人體重每1kg
平均0.40g（0.21～0.59g）
（※係數表示平均值，括號內表示最小值至最大

圖 64

體重（kg）	年輕人	老年人
50	12.0（15.0）	20.0（29.5）
55	13.2（16.5）	22.0（32.5）
60	14.4（18.0）	24.0（35.4）
65	15.6（19.5）	26.0（38.4）
70	16.8（21.0）	28.0（41.3）
75	18.0（22.5）	30.0（44.3）
80	19.2（24.0）	32.0（47.2）
85	20.4（25.5）	—
90	21.6（27.0）	—

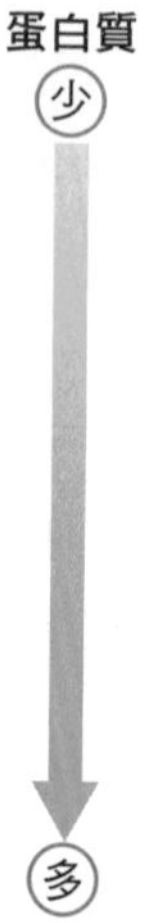

※數值為平均攝取量（括號內為最大值）

資料來源：Moore DR, 2009由筆者製作

值。）

比方說，以此係數當基礎，計算體重60kg的20多歲年輕人在訓練過後蛋白質的最佳攝取量的話，算式為：

「平均係數0．24g×體重60kg＝14．4g」

另一方面，老年人的係數會大於年輕人的係數。這是因為考量到「合成阻抗現象」（anabolic resistance），也就是肌肉蛋白合成能力會隨著年齡增長而下降。從圖64的表格可以看出，即使體重同為60kg，年輕人的平均攝取量為14．4g，但老年人則需要攝取24g的蛋白質。如果老年人想讓肌力訓練達到最佳效果的話，就必須比年輕人攝取更多蛋白質，因此係數也會高於年輕人。

摩爾等人的報告將受試者限定在20多歲與70多歲，並不包含30～60多歲。如果考量到肌肉蛋白的合成阻抗現象，在計算30～60多歲的攝取量時，應該要高於20多歲年輕人5～10g左右。

最佳攝取量取決於「訓練內容」

另一個不容忽視的重點是，摩爾等人的研究結果是來自「單關節訓練」腿伸屈。

我想大家在做肌力訓練時，不會只做單一一種單關節訓練，而是搭配深蹲、臥推這種「多關節訓練」一起進行。那麼，進行單關節訓練還是多關節訓練會改變一餐的蛋白質攝取量嗎？

斯特靈大學的馬科通等人的研究報告回答了這個問題。

他們讓20多歲有訓練經驗（平均體重70kg）的受試者進行深蹲、臥推等多關節訓練

10次3組，直到力竭為止。訓練後，再分成2組，分別攝取乳清20g和40g，並測量3小時後和5小時後的肌肉蛋白合成率。

結果顯示，攝取40g的小組的肌肉蛋白合成率有所增加。

根據摩爾等人推導出的係數，體重70kg的20多歲年輕人的蛋白質攝取量平均值為16．8g，最大值為21g。然而，根據馬科通等人的報告，一樣是體重同為70kg的20多歲年輕人，如果進行更劇烈的多關節訓練，攝取40g的蛋白質更有助於肌肉蛋白的合成。

麥克馬斯特大學的斯托克斯等人針對幾篇相同內容的研究報告進行分析，並在二〇一八年的回顧報告中指出，和單節關訓練的情況相比，進行多關節訓練的情況有可能是因為增加了蛋白質攝取量而更加促進肌肉蛋白的合成，所以「**計算蛋白質攝取量應該也要考量到訓練內容**」。經過這一系列研究，現代運動科學與運動營養學領域認為蛋白質攝取量會根據訓練內容不同而有差異。

那麼，我們如何將這些科學證據實際運用於訓練呢？最後其實也只能採用「比較方便的方式」。

在進行單關節訓練時，以摩爾等人推導的係數來計算所需蛋白質攝取量（A）。而進行多關節訓練時，由於訓練內容有差異，在（A）再加上5～10g左右。

例如，體重70kg的20多歲年輕人做臥推、深蹲這些多關節訓練，那他需要的蛋白質攝取量就是摩爾等人提出的係數16．8g再加上10g，合計26．8g，這就是蛋白質最佳攝取量。

24小時內的蛋白質最佳攝取

現在我們已經討論完一餐的蛋白質最佳攝取量了。

不過，如前面章節所述，肌肉蛋白的合成敏感度會持續24小時。那麼，24小時內的蛋白質最佳攝取又應該是多少？

我們可以拿二〇一七年肌力訓練與蛋白質的相關統合分析報告來作為參考。麥克馬斯特大學的莫頓等人針對49份關於肌力訓練和蛋白質攝取的長期影響的研究報告（共有

圖 65

不同體重的年輕人的蛋白質平均攝取量

體重（kg）	蛋白質攝取量（g）
50	81.0（110.0）
55	89.1（121.0）
60	97.2（132.0）
65	105.3（143.0）
70	113.4（154.0）
75	121.5（165.0）
80	129.6（176.0）
85	137.7（187.0）
90	145.8（198.0）

少 → 多

※（括號內為最大值）

資料來源：Morton RW, 2017由筆者製作

1863名受試者）進行了最大規模的統合分析，最後推導出24小時內能夠提升肌力訓練效果的蛋白質最佳攝取量的係數。

即為「**24小時內體重每1kg的平均值為1.62g（最小值1.03～最大值2.20）**」。比方說，體重70kg的年輕人24小時內的平均值為113.4g（最大值154.0g），就是最佳攝取量（圖65）。

到這裡，我們稍微總結一下，以「體重70kg的20多歲年輕人」為例，模擬肌力訓練後24小時的蛋白質攝取模式。

圖 66

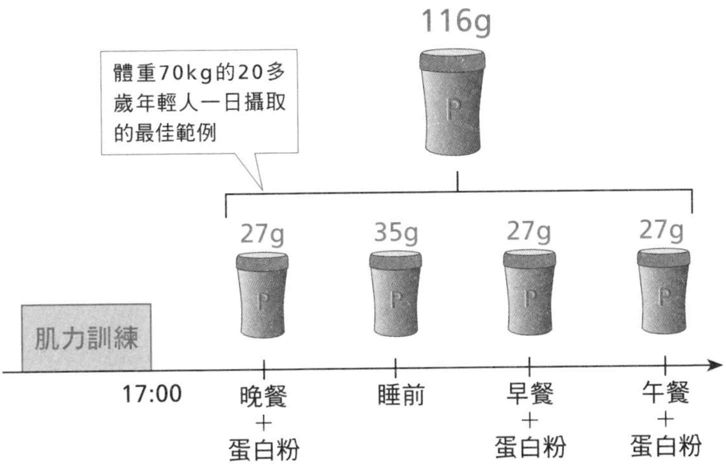

首先，我們先用莫頓等人提供的係數計算，24小時的蛋白質最佳攝取量為113.4g。

另一方面，再用摩爾等人提供的係數計算，一餐的蛋白質最佳攝取量為16.8g。此外，一般肌力訓練以多關節訓練居多，所以摩爾等人取自單關節訓練的數值再加上10g，則一餐的攝取量大約為27g。

三餐加上蛋白粉，每次約攝取27g，再加上後面章節提及（參照P.238）睡前應適當攝取35g的蛋白粉，肌力訓練後24小時的蛋白質最佳攝取量為116g（圖66）。

莫頓等人提供的係數和摩爾等人提供的

係數雖然有細微差異，但我們依然可以透過現代運動科學和運動營養學所提供的科學證據，推算出一餐以及24小時的蛋白質最佳攝取量。請根據自己的年齡、體重、訓練內容，找出最適合自己的蛋白質最佳攝取量吧。

3-5 蛋白粉能增強「肌力與肌肥大」的科學證據

人類補充營養的基礎是「均衡飲食」。然而在繁忙的現代社會裡，要每天思考營養均衡的菜單並持續攝取，實際上是一項難度極高的任務。此外，如果你只想靠一般飲食來補充足以提升肌力訓練效果的蛋白質，那就不得不吃大量肉類、魚類、蛋、大豆、乳製品等等，最後你會連不必要的脂質和卡路里也一起吸收。

這種情況下，蛋白粉就能派上用場了。近年來，隨著加工與製造技術進步，蛋白粉變得更便宜、也更好入口，口味也變得更豐富。近年來，希望有效攝取所需營養的人越來越多，蛋白粉市場也不斷擴大。那就讓我們來了解一下蛋白粉的基本知識吧。

3種典型的蛋白粉補給品

最典型的**蛋白粉補給品**包括從牛奶中的乳蛋白質加工而成的「**乳清蛋白**」和「**酪蛋白**」，從大豆加工而成的「**大豆蛋白**」。每種蛋白粉都有著不同的特性，可以根據目的和用途區分使用。

①乳清蛋白

去除掉牛奶中的脂肪和固體成分，又以製作起司時捨棄的乳清或優酪乳的上清液廣為人知。**與其他蛋白粉相比，乳清蛋白含有豐富的必需胺基酸，因為屬於水溶性蛋白質，在攝取後很快就會被小腸吸收**。在肌力訓練後可以迅速補充營養，所以也被稱作是「**快速蛋白質**」。

乳清蛋白因為加工方式不同，又分成「濃縮乳清蛋白」、「分離乳清蛋白」、「水解乳清蛋白」三種。

濃縮乳清蛋白是使用過濾器過濾乳清並將剩餘的液體濃縮製成的，因為含有維生素和礦物質等其他營養素，蛋白質含量大約是75～85%。由於乳糖殘留，可能會造成乳糖不耐症的人腸胃不舒服。儘管如此，它相對容易加工，價格平易近人，是目前最受歡迎的蛋白粉。

分離乳清蛋白是將濃縮乳清蛋白更進一步過濾，去除其他營養素來提高蛋白質的純度，蛋白質含量超過90%。儘管低脂、低糖，再製造過程較繁鎖，所以價格也比濃縮乳清蛋白來得高。

水解乳清蛋白是使用酵素將蛋白質分解成肽單位，本來應該在胃裡分解至肽的狀態（接近胺基酸的狀態），由於已經分解完成，所以吸收速度最為快速，但製造過程繁鎖，價格相對更高。

②酪蛋白

和乳清一樣是從牛奶中的固體蛋白質製作而成的，雖然它**難以溶於水，需要更長的時間來消化和吸收，但它能長時間維持體內的胺基酸濃度，所以也被稱作是「慢性蛋白質」**。

③大豆乳清

由大豆中含有的植物性蛋白質製作而成的蛋白粉，消化和吸收的速度大概介於乳清蛋白和酪蛋白之間。**其特色是具備其他蛋白粉所沒有的抗氧化、抗發炎的作用。**

蛋白粉能夠提高肌力訓練的「短期效果」

蛋白粉可以補充飲食無法充分提供的優質蛋白質，對於努力進行肌力訓練的人來說應該不陌生，也有許多教練會建議學員在訓練之後食用蛋白粉。

不過，有些人可能會有這樣的疑問。

「食用蛋白粉真的會提升肌力訓練的效果嗎？」

事實上，有許多研究報告顯示，單就肌肥大和肌力增強的短期效果來看，肌力訓練後食用蛋白粉確實可以促進肌肉蛋白的合成。

二〇〇九年，麥克馬斯特大學的唐等人，進行攝取蛋白粉的短期效果進行驗證。在

圖 67

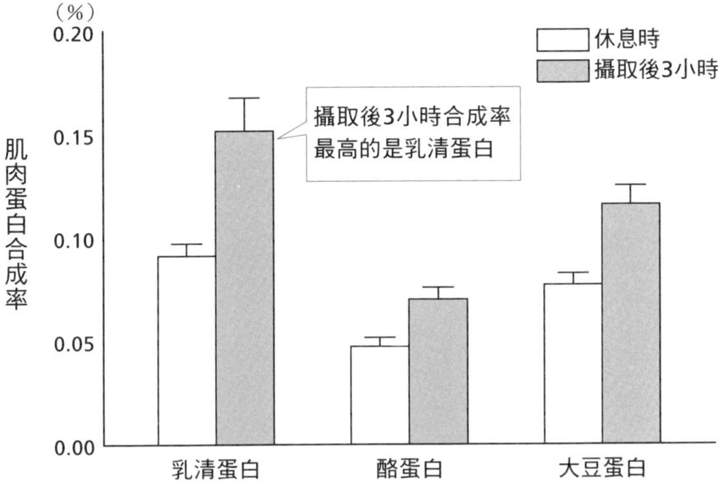

資料來源：Tang JE, 2009由筆者製作

這個實驗中，集結了具有訓練經驗的年輕人，並讓他們進行10次為一組的訓練（腿部推舉、膝關節伸屈）共4組。結束後，將受試者分為三組，分別服用乳清蛋白、酪蛋白、大豆蛋白，並在3小時後測量肌肉蛋白的合成率。

結果顯示，所有小組攝取蛋白粉後的肌肉蛋白合成率比休息時來得更高。而與酪蛋白、大豆蛋白相比，食用乳清蛋白讓肌肉蛋白的合成率提升最多（圖67）。

這個實驗結果證明，**能夠在訓練後3小時最有效地促進肌肉蛋白合成的是乳清蛋白**。乳清蛋白在肌力訓練中的急

圖 68

攝取後6小時，乳清蛋白與酪蛋白的合成率差異不大。

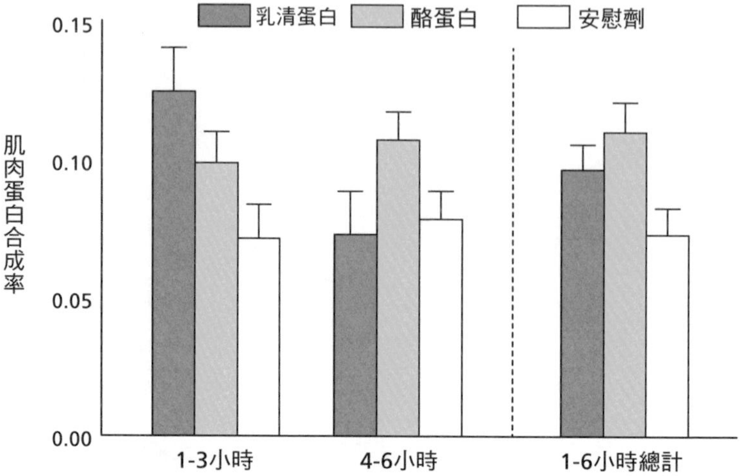

資料來源：Reitelseder S, 2011由筆者製作

性效應受到證實後，「應該在訓練後攝取乳清蛋白」的認知也就蔓延開來。

那麼，如果在6小時後測量又會是什麼樣的結果呢？

哥本哈根大學的雷提爾賽德等人集結了有運動習慣的年輕人作為受試者，並分成三組，分別服用乳清蛋白、酪蛋白、安慰劑（碳水化合物液體）。受試者在進行1RM的80%的訓練8次×10組後，分別食用指定蛋白粉，並在6小時後測量他們的肌肉蛋白成率。

結果如唐等人的報告所述，攝取蛋白粉後3小時，讓肌肉蛋白合成率提升幅度最大的是乳清蛋白。不過，攝取酪蛋白的合成率在6小時後上升，最後乳清蛋白和酪蛋白之間沒有明顯的差異（圖68）。

換句話說，**雖然在3小時內最能讓肌肉蛋白合成率提升的是乳清蛋白，但在6小時過後，乳清蛋白和酪蛋白的肌肉蛋白合成效果是相同的**。

二〇一六年，德州大學醫學系的萊迪等人在分析一系列研究報告的回顧中指出：

「乳清蛋白、酪蛋白、大豆蛋白等蛋白粉，不分種類，均具有短期促進肌肉蛋白合成的效果。」

乳清蛋白具有短時間內促進肌肉蛋白合成的急性效應，適合用在肌力訓練結束後補充蛋白質上。酪蛋白在6小時後會提升蛋白質的合成率，適合在睡前攝取，可以花數小時慢慢促進肌肉蛋白合成。

萊迪等人認為，了解每種蛋白質的特性，根據補充蛋白質的情況和生活模式來選擇適當的蛋白粉，就能提升肌力訓練的短期效果。

於是，又有了這樣的疑問。

「那麼，蛋白粉是否能提供『長期』肌力增強與肌肥大的效果呢？」

如果蛋白粉所提供的蛋白質補充功用僅限於短期效果的話，從本質上來講，確實無法說蛋白粉有助於肌力增強和肌肥大。那麼，有沒有科學證據表明蛋白粉能提供長期效果呢？

蛋白粉也有助於肌力訓練的「長期效果」

目前為止已經有幾份統合分析證實蛋白粉的「長期效果」，但在運動科學及運動營養學的領域，現在仍沒有達成共識。這是因為統合分析的所有研究報告都是在參差不齊的條件下進行實驗的，無論是否具有訓練經驗、年齡、訓練期間、蛋白粉的攝取量等等。

二〇一七年，麥克馬斯特大學的莫頓等人根據17個國家的49份研究報告（共有1863名受試者），將受試者和實驗條件的標準全面彙集齊全後，針對蛋白粉與肌力訓練的效果進行史上最大規模的統合分析。

受試者包括具有訓練經驗的人和缺乏訓練經驗的人，年輕人（45歲以下）和老年人（45歲以上），驗證條件則設定為平均每週3天×13±8週的肌力訓練。此外，進行訓練的日子平均補充20±18g（年輕人平均36±30g，老年人42±32g）的蛋白粉，不分種類，乳清蛋白、酪蛋白、大豆蛋白都可以。在這些條件下進行分析後，結果顯示「**蛋白粉可以長期提升肌力訓練的肌肥大與肌力增強的效果**」。

另外，這項統合分析更針對肌力訓練與蛋白粉的關係提出了一項重要觀念。那就是蛋白粉對於肌力增強或肌肥大的效果會「因為條件不同而有所差異」。

以「肌力增強」來說，補充蛋白粉可以增加1RM，但效果量會因為有無訓練經驗而有差異。有經驗的人可以藉由補充蛋白粉來達到增強肌力的效果，但在缺乏經驗的人身上卻看不見顯著的效果。

此外，補充蛋白粉對於年輕人或老年人的肌力增強效果並沒有太大差異，所以可以判定年齡不會影響蛋白粉增強肌力的效果。

另一方面，以「肌肥大」來說，所有受試者的肌肉量和大腿肌肉橫斷面積都有明顯的增加，不過這個效果會受到年齡的影響。年輕人補充蛋白粉可以促進肌肥大，但對老年人來說效果不大。這是因為老年人會隨著年紀增長而產生「蛋白質合成阻抗現象」。

除此之外，肌肥大效果和肌力增強一樣，取決於是否有訓練經驗。有經驗的人可以透過補充蛋白粉來提升肌肥大效果，但在缺乏經驗的人身上則看不到顯著效果。

雖然這是史上最大規模的統合分析，但受限於針對老年人的研究樣本太少，可能需要進一步的驗證。但這至少證實了**補充蛋白粉可以為肌力增強與肌肥大提供長期效果**。另外也顯示出肌力增強的效果會因為有無訓練經驗而有差異，以及肌肥大的效果會受到年齡增長影響。

總而言之，一連串的證據表明補充蛋白粉可以提供肌力增強和肌肥大的短期與長期效果，同時也是「攝取蛋白粉真的能提升肌力訓練的效果嗎？」這個問題的答案。

3-6 「大量」攝取蛋白質沒有意義

攝取蛋白質的「時間點」會影響訓練成果

最近到處都有人主張「肌力訓練後攝取蛋白質是很重要的」，很多人也因此加以實踐。但有多少人注意到攝取的時間點呢？

運動科學與運動營養學領域的專家指出，毫無計畫地攝取蛋白質有可能會毀了肌力訓練的效果。在本節中，我們要試著思考蛋白質的最佳攝取時間，以達到肌力訓練的最佳效果。

澳洲皇家墨爾本理工大學的亞連塔等人進行了一項有趣的驗證實驗。

亞連塔等人集結了每週至少訓練2次以上、20多歲的年輕人作為受試者，並連續7

天在訓練後12小時觀察他們的肌肉蛋白合成率。當時亞連塔將受試者為成三組，在不同時段以不同攝取量服用完相同分量（80g）的蛋白質（圖69）。

- A組：每6小時攝取40g蛋白質
- B組：每3小時攝取20g蛋白質
- C組：每1.5小時攝取10g蛋白質

經過7天的實驗後，比較所有人的肌肉蛋白合成率，發現B組顯示出最高的合成率。另一方面，A組和C組的肌肉蛋白合成率並沒有顯著增加（圖70）。

由這個結果可以得知，「**每3小時**」**是攝取蛋白質的最佳時間**。但就現實面來說，每隔3小時攝取一次蛋白質是滿困難的一件事，對於忙碌的商務人士來說更是如此。

於是，德克薩斯大學醫學系的馬梅洛等人假設兩種更實際的攝取模式，並加以驗證肌肉蛋白的合成率。

首先，他們將無訓練經驗的受試者分成兩組。一組是「均衡飲食模式」，在早餐、

圖 69

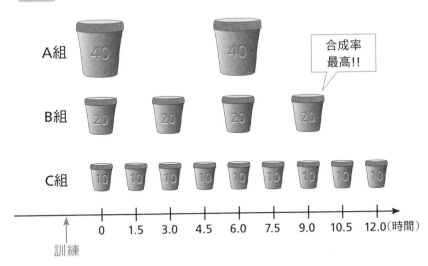

資料來源：Areta JL, 2013由筆者製作

圖 70

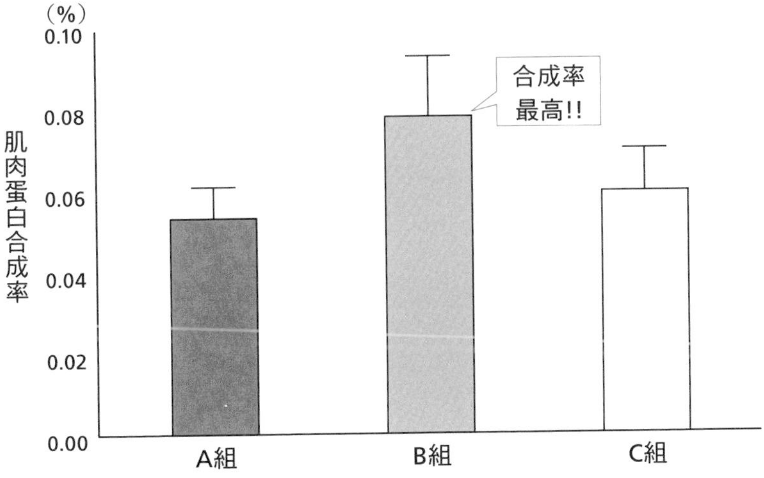

資料來源：Areta JL, 2013由筆者製作

圖 71

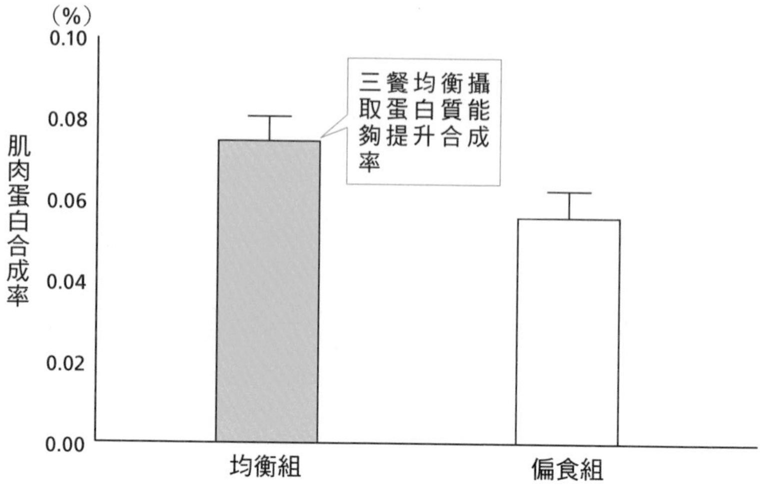

資料來源：Mamerow MM, 2014由筆者製作

午餐、晚餐都攝取相同分量的蛋白質。而另一組是「偏食模式」，早餐和午餐少量攝取，晚餐大量攝取蛋白質。兩組在一天三餐中攝取的總蛋白質量是相同的，並結合訓練持續7天。

結果顯示，在1天後與7天後，「均衡飲食模式」的肌肉蛋白合成率均有顯著的增加趨勢。換句話說，即使不是每3個小時攝取一次，**只要一天三餐都均衡攝取蛋白質的話，就能提升訓練的效果**（圖71）。

蛋白粉要在用餐時一起使用？還是在兩餐之間使用？

由於肌力訓練提升肌肉蛋白合成敏感度將持續24小時，再加上先前的驗證結果，「在訓練後24小時的三餐中均衡攝取蛋白質」是很重要的。

不過，其實我們很難只靠食物補充足夠的蛋白質來提升肌力訓練的效果，所以很多人會選擇蛋白粉來補足缺乏的蛋白質。

這時候就有一個問題產生了，「在用餐時一起食用」和「在兩餐之間食用」哪一種方式才能讓肌力訓練達到最佳效果呢？要回答這個問題，必須參考普渡大學的哈德森等人在二〇一八年提出的系統性文獻回顧報告。

哈德森等人分析了34份關於肌力訓練後的飲食與蛋白質攝取模式的研究報告，針對兩種攝取模式（用餐時攝取蛋白粉／兩餐之間攝取蛋白粉）對於肌肉量與脂肪量的影響進行驗證，結果發現了一個相當有趣的事實。

首先，在「肌肉量」方面，兩種攝取模式之間並沒有顯著的差異，並且具有相同的肌肥大效果。而在「脂肪量」方面，兩種模式都有減少的趨勢，尤其在用餐時一起攝取

圖 72

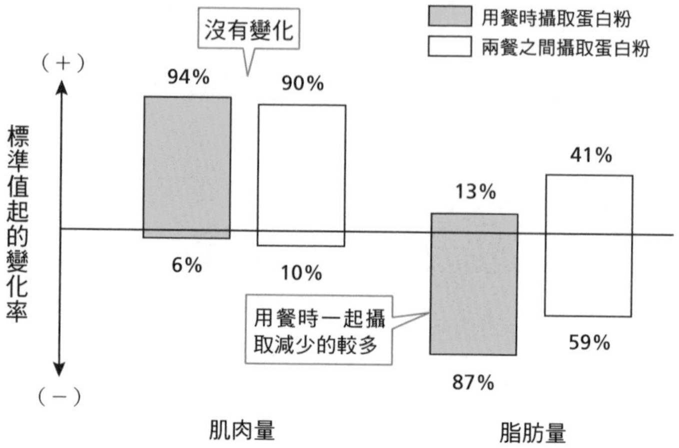

資料來源：Hudson JL, 2018由筆者製作

蛋白粉的模式中，脂肪量降低的更多（圖72）。

哈德森等人認為原因是「飲食的卡路里控制」。如果在用餐時一起攝取，就會考量到蛋白粉的卡路里而減少正餐的卡路里量。但是，如果是在兩餐之間攝取蛋白粉的話，會比較難控管卡路里總量，容易超量攝取卡路里，所以降低脂肪量的效果不大。

我們從這些結果中得知兩個重要的含義。

一個是「**無論飲食與蛋白粉攝取模式如何，肌肉量都會隨著訓練達到肥大效果**」。另一個是「**用餐時一起攝取蛋**

白粉更容易降低脂肪量」。

哈德森等人的系統性文獻回顧涵蓋年齡層廣泛，從10多歲到70多歲都有，蛋白粉的種類也相當豐富，包含乳清蛋白、酪蛋白、大豆蛋白等等。此外，由於飲食內容和卡路里攝取量不受限制，哈德森等人也表示：「未來應該在更具體的條件下進行回顧。」

在任何情況下，為了達到肌力訓練的最佳效果，最重要的是三餐均衡攝取適量的優質蛋白質。但如果難以維持均衡飲食，選擇在用餐時「一起」攝取蛋白粉的話，除了增加肌肉量以外，還有可能達到減肥效果。

3-7 「睡前喝蛋白粉」是增肌的訣竅

肌肉蛋白的合成會在睡眠期間降低

肌力訓練後攝取蛋白質的基本原則是「透過一天三餐攝取最佳蛋白質」。但如果仍有不足，也可以補充蛋白粉來強化肌力訓練的效果。

經由肌力訓練提升肌肉蛋白的合成敏感度會持續24小時，假設你在傍晚肌力訓練，請留意當天的晚餐與隔天個早餐、午餐都要攝取優質蛋白質，就能讓肌力訓練達到最佳效果。而加入睡眠時間的情況如圖73所示。一般來說，肌肉蛋白的合成和分解是會不斷重覆的循環過程，但**睡眠期間不會刺激肌肉蛋白的合成作用，所以會大幅度傾向分解作用**。

圖 73

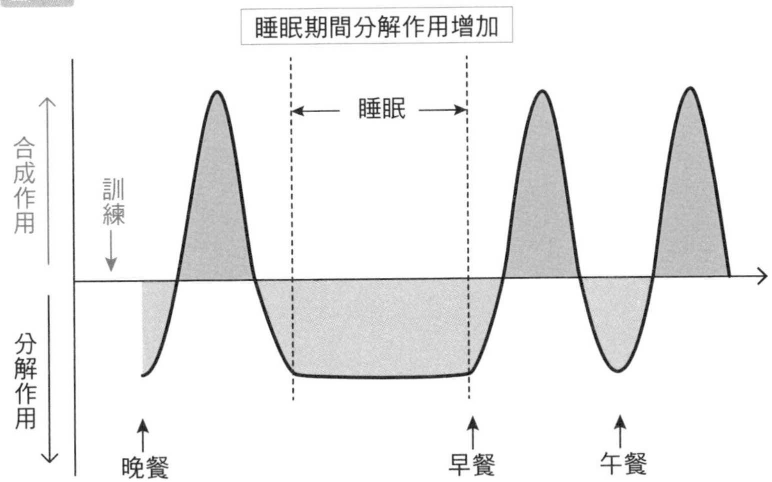

那麼，在肌力訓練提升肌肉蛋白的合成敏感度後，是不是只要在睡前攝取蛋白質，就能促進合成作用了呢？

二〇〇八年，馬斯垂克大學的畢廉等人針對睡前攝取蛋白粉的影響進行研究。他們請有訓練經驗的男性在結束訓練後，分成兩組，一組在睡前攝取20～25g蛋白粉，另一組則攝取水分，並在受試者入睡9小時後，測量肌肉蛋白的合成作用。結果顯示，兩組之間並沒有顯著差異。

一般來說，只要攝取蛋白質就會促進肌肉蛋白的合成作用，但睡前的攝取並沒有促進的效果。和畢廉等人隸屬於同一個研究小組的古倫等人推測，原因或許與「晝夜節律」（circadian rhythm）有關。

晝夜節律是指以24小時為周期，調整生命活動（例如睡眠、清醒、血壓、體溫、內分泌）的機制，也就是所謂的「生理時鐘」，幾乎所有生物的生活都遵循著晝夜節律。以人類的情況來說，如果打亂了這個規律，睡眠時間和身體狀態也會受到干擾，導致更容易生病。

吸收蛋白質（胺基酸）的腸道運動也受到晝夜節律的影響。一般來說，白天攝取大量營養時，腸道運動會變得相當活躍，並隨著入夜後開始減弱。因此，在睡眠期間，腸內吸收蛋白質的功能也會降低。

睡眠期間也可以促進肌肉蛋白合成！

考量到晝夜節律的原理，要在睡眠期間提升肌肉蛋白的合成或許是件困難的事。而古倫等人假設「20～25g的攝取量不足以促進肌肉蛋白的合成」並進一步驗證。

古倫等人讓受試者經由鼻胃管（從鼻子通到胃的管子）直接攝取蛋白質，並觀察肌肉蛋白的合成反應。這對受試者來說是個相當難受的實驗，但隨著攝取量逐步增加，他們發現肌肉蛋白的合成作用在增加至40g時得到促進。

同為馬斯垂克大學的雷斯等人根據古倫等人的研究報告進行以下的驗證。20多歲男性受試者在傍晚進行肌力訓練後，分成睡前攝取40g酪蛋白的小組和攝取水分的小組。接著在入睡約7小時後，測量肌肉蛋白的合成作用。結果發現，和攝取水分的小組相比，攝取酪蛋白的小組的肌肉蛋白合成作用高出了22%。

基於這項結果，我們可以認為，即便腸道運動會在睡眠期間減弱，做完肌力訓練後，只要在睡前攝取40g的蛋白質，一樣可以促進肌肉蛋白的合成。

此外，睡前攝取蛋白質「對肌肉量產生長期影響」也已經經過證實。

馬斯垂克大學的卡特等人集結了有訓練經驗的年輕人進行訓練，並分成睡前攝取酪蛋白30g的小組和攝取水分的小組。持續12週後，和攝取水分的小組相比，攝取酪蛋白的小組呈現股四頭肌達到肌肥大和肌力增強的效果。

圖 74

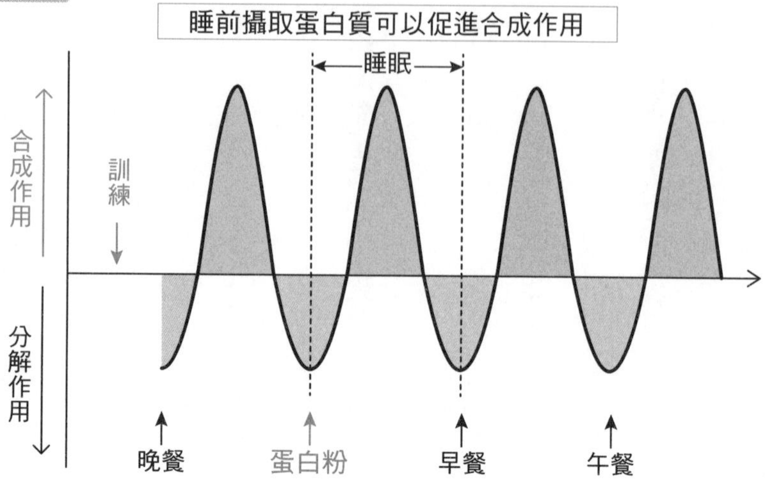

資料來源：Lew QJ, 2017由筆者製作

也就是說，**在進行肌力訓練後，睡前攝取蛋白質不僅可以立即提升肌肉蛋白的合成作用，而且效果會長時期持續，甚至有可能增大肌肉。**

總結一下目前為止的論點：在肌力訓練後的24小時內，如果一天三餐的飲食（+蛋白粉）仍無法補足蛋白質最佳攝取量的話，可以經由「睡前攝取蛋白質」的行為讓肌力訓練達到最佳效果（圖74）。

「傍晚」做肌力訓練最有效

雖然說是「肌力訓練過後」，但有些人

是在早上訓練，有些人是在下班回家的路上去訓練。那麼，一天當中，在什麼時段進行訓練，才能讓睡前攝取的蛋白質達到最佳效果呢？

二〇一六年，馬斯垂克大學的托隆曼連等人將20多歲的受試者分成好幾組，讓他們分別在不同時段訓練後，在睡前攝取相同分量的蛋白質，接著再比較他們的肌肉蛋白合成率。結果發現，和在其他時段訓練的組別相比，傍晚進行訓練的小組的肌肉蛋白合成率增加了30％以上。

荷蘭食品營養學先端研究所的霍貝爾達等人針對這份研究報告重新檢驗過後，得到了相同的結果。換句話說，開頭那個問題的答案就是「**傍晚訓練效果最佳**」。

此外，現代運動營養學主張睡前食用的蛋白粉以「酪蛋白最合適」。由於酪蛋白的特色為消化、吸收速度緩慢，所以能在攝取後提升血液中的胺基酸濃度約6個小時。

肌力訓練讓肌肉蛋白合成敏感度上升至少持續24小時。儘管如此，一天當中佔極大比例的「睡眠期間」所產生的影響至今一直遭到忽視。

關於睡前攝取蛋白質的效果仍需要具有高證據等級的統合分析來檢驗。不過，如果你一天三餐和蛋白粉補充都無法滿足最佳蛋白質攝取量，那麼睡前攝取蛋白質可以當成提升訓練效果的「小訣竅」。

3-8 喝太多蛋白粉對「腎臟」好嗎？

爭論長達70年的「蛋白質攝取過量」問題

一九四八年，明尼蘇達大學的湯瑪士愛迪達等人提出疑問：「攝取過多蛋白質難道不會對腎臟造成負擔嗎？」

70多年來，全球都在探討蛋白質與腎臟之間的關係，但至今仍沒有一個明確的答案。曖昧不明的健康問題更容易落為媒體熱炒的題材，近年有非常多主張「過量攝取蛋白質對腎臟有害」的文章。

那麼，為什麼至今仍然無法給出明確答案呢？因為探究這個答案的實驗基於道德層面是難以進行的。

如本書開頭所述，將人類作為受試者的臨床研究，分成以實驗性治療積極干預受試者的「介入性研究」，以及不從中介入，僅觀察受試者身上的變化的「觀察性研究」。為了提出有力的科學依據（證據），進行介入性研究是必要的。

這樣一來，為了檢驗攝取過多蛋白質是否會傷害腎臟，研究人員必須隨機挑選受試者，將他們分成攝取大量蛋白質的小組和攝取一般分量小組，並且測量長期攝取的效果。這麼一來，大量攝取蛋白質的受試者確實會有損害腎臟的風險。

臨床研究的大前提就是維護受試者的健康，不允許進行可能危害受試者健康的研究。因此，基於道德層面也無法接受探討蛋白質與腎臟之間的關係的介入性研究。

然而，研究人員也不會甘於眼前這種情況。因為無法進行介入性研究，許多研究人員正利用大規模的觀察性研究，努力尋找出趨勢指標來補強不足的部分。

極為重要的腎臟機制

腎臟具有許多功能，像是分泌激素或調節血壓，最重要的功能是過濾血液並轉換成尿液，將體內的老舊廢物、鹽分、多餘水分排出去。

當體內集結的血液要進入腎臟時，會經由腎元過濾。腎元由微血管像毛線球一樣纏繞在一起的「腎小球」（絲球體）和流通過濾後的尿液（原尿）的「腎小管」所組成。經過腎小球過濾的原尿除了老舊廢物之外，還含有胺基酸、糖分、鹽分、鉀、磷、鎂等電解質。因此，原尿在通過腎小管時，有99%會被重新吸收到體內，最後排出只有老舊廢物和多餘水分的尿液。

就算你攝取過多蛋白質，未使用到的蛋白質通常會作為老舊廢物遭到腎臟過濾，最後排出體外。但如果持續攝取過多蛋白質，會漸漸給腎臟帶來沉重負擔。動物實驗結果表明，攝取過多蛋白質會給腎小球的過濾功能造成負擔，進而導致腎臟受到損害。

腎小球的過濾功能衰弱導致老舊廢物無法充分排出體外的情況，我們稱之為「腎衰竭」。如果繼續攝取大量蛋白質的話，會讓病情更加惡化。因此，在治療腎衰竭時，相當注重限制攝取蛋白質的飲食療法。

許多專家和媒體基於這些動物實驗和腎衰竭的飲食療法，主張「大量攝取蛋白質對腎臟有害」。

但問題的根本在於：「**對於健康的人來說，攝取過多蛋白質一樣會傷害腎臟嗎？**」

長達70年爭論中的關鍵報告

二〇〇三年，哈佛大學的奈特等人以1624名被診斷為腎功能正常或輕度衰弱的人為對象，針對關於蛋白質攝取情況和腎功能的關係進行為期11年追蹤調查。結果顯示：「如果腎功能正常，蛋白質攝取量與腎臟疾病無關」、「如果腎功能衰弱的話，攝取過多蛋白質會加速腎臟疾病的惡化」。

但在這之後，公布了一份足以否定這項調查結果的研究報告。

二〇一〇年，布萊根婦女醫院的林等人以3348名腎功能正常的女性為對象，針對關於蛋白質攝取情況和腎功能的關係進行為期11年追蹤調查。結果表明「如果定期持續高蛋白質飲食，有可能導致腎功能衰弱。」這份研究報告加劇了大量攝取蛋白質是否會損害腎臟的爭論。

而在二〇一一年，發表這份報告的林等人的研究小組又公開了另一份掀起議論的研

圖 75

西式餐	後腿肉（牛肉、豬肉、羊肉等等）、加工肉、零食
健康餐	水果、蔬菜、豆類、魚類、白肉（雞肉等等）
高血壓餐	以蔬菜和水果為主

究報告。他們將腎功能正常的3121名女性根據經常攝取蛋白質的食物來源分成三組（西式餐／健康餐／高血壓餐），經過11年的追蹤調查，發現與腎臟疾病的風險最具密切關聯性的是「西式餐」（圖75）。

攝取過多紅肉對腎臟的影響

二〇一七年，針對蛋白質攝取情況和腎功能之間的關係，發表了一項前所未有的大規模調查。

新加坡醫療機構SingHealth的盧等人以63257名男性和女性為對象，針對蛋白質的食物來源對於腎臟疾病的併發和末期腎臟疾病的惡化的影響，進行15．5年的追蹤調查。結果發現「**越是經常攝取紅肉的人，罹患腎臟疾病、加劇末期腎臟疾病的風險就越高**」。研究還表明，一天當中，以白肉或魚類

圖 76

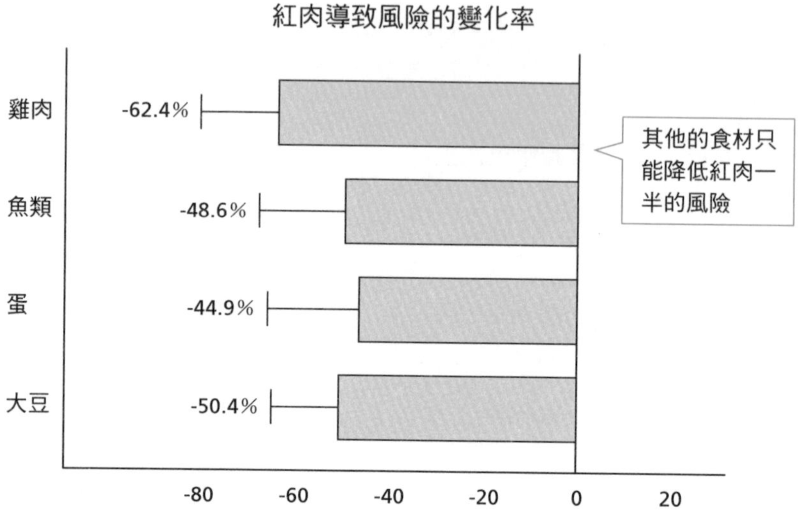

資料來源：Lew QJ, 2017由筆者製作

取代一餐的紅肉，腎臟疾病惡化的風險最多可以降低62．4％（圖76）。

同一時間，德國符茲堡大學的赫林等人發表了一份報告結果，他們以11952名健康的男性和女性為對象，針對蛋白質食物來源與腎臟疾病的罹患風險，進行23年的追蹤調查。其中，「腎臟疾病的罹患風險會因為紅肉的攝取量而增加」的論點支持了過去的研究結果。同時，研究表明「增加白肉、堅果、大豆、乳製品的攝取量可以降低罹患腎臟疾病的風險」。

哥本哈根大學的肯泊等人分析了這一系列的研究結果，並在二〇一七年的回顧報告中推導出結論：「攝取過量紅肉可能會損害腎臟」、「白肉或乳製品的蛋白質不會損害腎臟」。此外，他們也指出，在消化紅肉的過程中會產生酸，這種酸可能會對腎臟產生毒性，進而損害腎臟。

蛋白質攝取與腎臟相關的介入性研究基於道德層面難以實踐，所以目前仍然沒有可信度高的科學證據。但現代運動科學及運動營養學領域採用最新的資訊科技，重複進行前所未有的大規模觀察性研究，提供蛋白質的攝取指南。

- **紅肉（牛肉、豬肉、羊肉等等）有損害腎臟的傾向。**
- **乳蛋白質和雞肉這些白肉及魚類一樣，幾乎不會損害腎臟。**
- **（控制紅肉攝取量）一天只攝取1．62g／kg的蛋白質不太可能會損害腎臟。**

參考這些資訊，調整自己每日的蛋白質攝取量是很重要的。

3-9 「蛋白粉＋醣類」沒有意義？

肌力訓練後，攝取「蛋白質＋醣類」真的有效嗎？

近年來，「碳水化合物」作為提升肌力訓練效果的輔助品而備受關注。某個電視節目曾說，肌力訓練後，同時攝取蛋白質和碳水化合物可以讓肌力訓練效果增加一倍。其他媒體也經常介紹「肌力訓練前後應該攝取蛋白質和碳水化合物」。

肌力訓練前後應該攝取蛋白質和碳水化合物真的有效嗎？在思考這個問題之前，我們先來了解作為研究依據的身體機制。

產生人體能量的三大營養素分別為蛋白質、碳水化合物、脂類。蛋白質是器官、皮膚、頭髮、血液、氧氣等等的原料，碳水化合物和脂類則是活動身體的能量來源。

碳水化合物的成分大致分為「醣類」和「膳食纖維」。醣質會在體內被消化吸收，但膳食纖維無法被消化，會原封不動的排出體外，從消化吸收的角度來看，「碳水化合物＝醣類」。這就是為什麼在低醣飲食中會建議「盡量避免攝取米飯這些碳水化合物」。

碳水化合物中含有的醣類和蛋白質一樣，會在通過胃和十二指腸時被消化酵素分解，在小腸被分解成單醣（葡萄糖），然後被吸收。接著葡萄糖會溶解在血液中，經過門靜脈輸送至肝臟，並作為立即使用的能量被釋放到血液中，其餘的都會被儲存成「肝醣」。

當身體消耗血液中的葡萄糖，降低血糖值（血液中的醣類濃度）時，儲存的肝醣就會經過分解並釋放到血液中。相反的，當血糖值上升時，胰島會分泌胰島素，這個作用可以讓葡萄糖被帶入肌肉細胞內，並作為肝醣儲存起來（圖77）。

讓肌肉收縮也需要分解肌纖維中含有的ＡＴＰ（三磷酸腺苷）。為了持續長時間運動，體內必須不斷分解ＡＴＰ來產生能量，但我們的身體只能累積少量的ＡＴＰ，一旦

圖 77

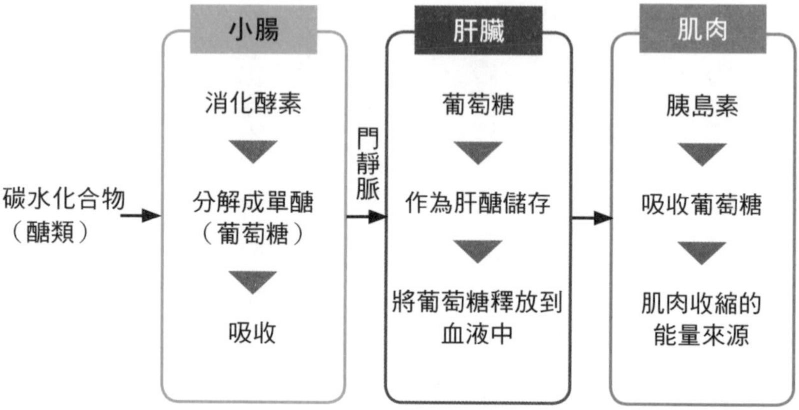

用完就需要重新補充。

肌肉補充ATP的方式有三種：①磷酸肌酸系統、②無氧系統、③有氧系統。

進行如舉重這種短時間×高強度的運動時，肌肉中的磷酸肌酸系統會進行分解來產生ATP。像肌力訓練這種大約1分鐘×中～高強度的運動，則是用肌肉中的醣類進行分解來補充ATP。磷酸肌酸系統和無氧系統可以在不使用氧氣的情況下補充ATP。另一方面，在慢跑這一類長時間×低強度的有氧運動中，肌肉中的粒線體會以氧氣為原料製造ATP。

肌力訓練是一種中～高強度的運動，在短時間內需要大量的能量，所以才會有說法主張「為了避免能量來源耗盡，在肌力訓練前攝取碳水化合物（醣類）是很重要的」。

胰島素對肌肉蛋白的影響

胰島素不僅有助於肌肉細胞吸收葡萄糖，還有另一個重要的功用。

肌肉蛋白會在24小時中反覆合成與分解，而這個平衡狀態可以維持當前的肌肉量。如果想讓肌肉比現在更大（肌肥大），那就必須讓肌肉蛋白的合成作用超過分解作用。因此，我們需要藉由肌力訓練來提升肌肉蛋白的合成敏感度，並透過攝取蛋白質來促進肌肉蛋白合成。而胰島素可以在「促進合成」肌肉蛋白的同時，發揮「抑制分解」的功用。

在近年的研究結果中發現，胰島素可以活性化mTOR，促進肌肉蛋白合成並抑制分解作用。

在肌力訓練後，除了蛋白質之外，如果再多攝取碳水化合物（醣類）的話，可以提升血糖值並分泌胰島素。這麼做可以活性化mTOR，抑制肌肉蛋白的分解，促進合成，最後便可以讓肌肥大達到最佳效果。這也是「肌力訓練後應該攝取蛋白質和碳水化合物（醣類）」這一派說法的依據。

然而，也有研究人員反對這種理論。二〇一六年，美國新墨西哥大學的艾斯科巴等人分析了許多關於碳水化合物（醣類）的研究報告，並在總結結果的綜述中表示：

「只要攝取充分的蛋白質，就可以取代胰島素對肌肉蛋白的影響，不需要在肌力訓練後配合蛋白質攝取碳水化合物。」

這個觀點否定了過去的思維，卻也獲得最新證據的支持。事實上，近年來，各個領域運用了最新技術讓研究有所進展，過去認為胰島素對肌肉蛋白的影響也有了大幅度的修正。

其中之一，二〇一六年英國諾丁漢大學提出的統合分析中顯示，胰島素促進肌肉蛋白合成的影響力並不大。所以，現在更廣泛的解釋認為，胰島素不會使肌肉蛋白合成，只能發揮抑制分解作用的功能。

根據艾斯科巴等人的觀點，即使不透過碳水化合物促進胰島素分泌，只要攝取足夠的蛋白質就可以了。

肌力訓練不需要「醣類」的證據

此外，也有其他研究結果支持這份統合分析。

在二〇一一年麥克馬斯特大學進行的驗證實驗中，受試者在做完膝關節伸屈的訓練（8～12RM×4組）後，分成兩組，一組只攝取乳清蛋白」（25g），另一組則攝取乳清蛋白＋醣類（麥芽糊精50g），並測量肌肉蛋白的合成率與分解率。結果在合成率和分解率方面，兩組之間沒有顯著差異。

再加上芬蘭約瓦史庫拉大學也提出了關於攝取蛋白質＋碳水化合物的長期影響的研究結果。

經過4週的初步訓練後，受試者被分成三組：只攝取乳清蛋白（30g）、只攝取醣類（麥芽糊精50g），以及同時攝取乳清蛋白＋醣類。受試者每週進行2～3次的全身訓練，持續12週攝取蛋白質和醣類，並在訓練前後測量全身的肌肉量和股四頭肌的肌肉量。

結果顯示，每一組的全身肌肉量和股四頭肌的肌肥大都有明顯增加。但在肌肉量的增加率方面，「只攝取乳清蛋白」的小組和「同時攝取乳清蛋白＋醣類」的小組並沒有顯著的差異。

基於這些發現，艾斯科巴等人推測，「配合蛋白質攝取碳水化合物（醣類）的效果取決於蛋白質攝取量。」「如果已經攝取充足的蛋白質來合成肌肉蛋白，那胰島素的效果就不大。」順帶一提，國際運動營養協會在二〇一七年提出的官方觀點也支持艾斯科巴等人的論述。

儘管這一系列的研究報告稱不上是具有高可靠性的證據，但確實顯示出「**只要充分攝取蛋白質就能取代胰島素的效果**」。

然而，即使對於合成肌肉蛋白效果不大，但攝取醣類具有恢復肌肝醣和肌肉損傷的效果。這樣的效果對於訓練量大的訓練者來說尤其重要，除了對肌肉蛋白的影響之外，也可以考量醣類的整體益處來決定是否要攝取。

3-10 「全脂」牛奶最好

在攝取蛋白質之前先回顧每日飲食

如「人生100歲時代」所說的，近年來，具有健康意識而開始運動的人逐漸增加。或許正因如此，越來越多人把攝取蛋白質視為打造健康身體的一環。蛋白質與之前相比更好入口，口味變得更多，市場正在穩定擴大，年成長率估計有6．3％（二〇一七年調查）。

飲用蛋白質確實可以有效攝取必要的營養，但它充其量只是缺乏營養時的輔助品，營養補給的原點還是每天的飲食。如果遺漏了這一點，肌力訓練也不會有成效。

美國華盛頓大學的弗利特等人讓「食物中攝取的蛋白質」的重要性再次受到關注。

二〇一八年二月，弗利特等人分析了幾份關於提升肌力訓練效果的食品的研究報告，結果呈現的綜述如下：

「現代人傾向關注蛋白粉這種分離後的蛋白質上，但一般來說，我們的蛋白質是從食物中攝取的。如果是這樣的話，有效提升訓練成果的『食物攝取方式』將會是非常有價值的研究。」

於是，弗利特等人將焦點聚集在**由食物提升肌力訓練效果的「食物相乘效果」**上，進而研究其中之一的「牛奶」。

「牛奶」被忽視的力量

牛奶富含許多營養，從蛋白質到脂質、碳水化合物、維生素、礦物質（鈣、磷、鉀等等），特別是富含像是離胺酸這些合成肌肉蛋白不可或缺的必需胺基酸（圖78）。

此外，喝牛奶還可以促進胰島素分泌。胰島素具有抑制肌肉蛋白分解的效果，有些研究人員會建議在肌力訓練後喝牛奶。但最近大家對牛奶含有的脂質敬而遠之，而傾向

圖 78

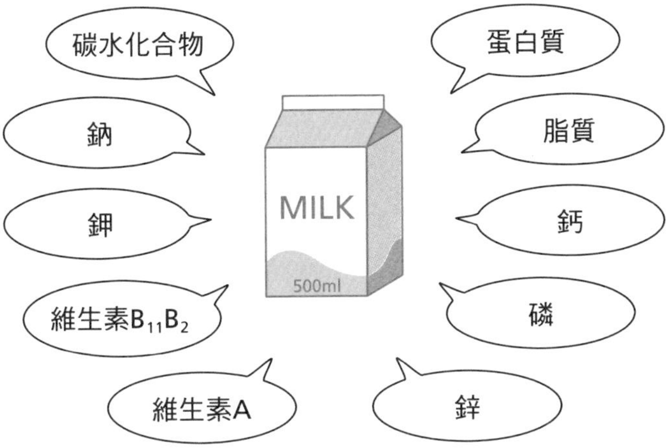

選擇低脂或脫脂的牛奶。一般的牛奶（全脂）和低脂、脫脂的牛奶對於肌力訓練後的肌肉蛋白合成有什麼差別嗎？

針對這個疑問進行驗證的是德克薩斯大學醫學系的艾略特等人。實驗一開始先讓毫無訓練經驗的受試者以1RM的80%做8次腿伸屈，共進行10組。之後分成攝取全脂牛奶的小組和攝取脫脂牛奶的小組，讓各組在訓練1小時後攝取8盎司（約237ml），並測量6小時後的肌肉蛋白合成量。

結果顯示，比起脫脂牛奶組，全脂牛奶組的必需胺基酸裡的苯丙胺酸和蘇胺酸的攝取率增加了。換句話說，**肌力訓練後，攝取全脂牛奶能夠更加促進肌肉蛋白的合成**（圖

圖 79

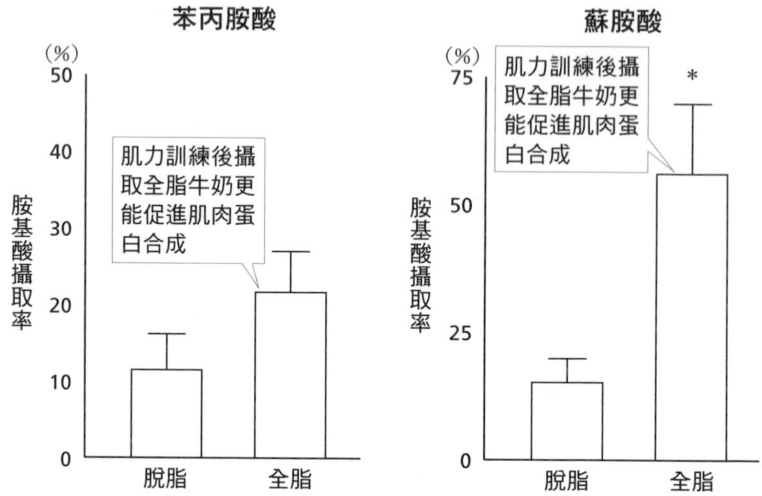

資料來源：Elliot TA, 2006由筆者製作

79）。

全脂牛奶能消除肌肉酸痛

全脂牛奶之所以可以在肌力訓練後促進肌肉蛋白合成，是因為存在於全脂牛奶中的飽和脂肪酸棕櫚酸。

在一項研究中指出，mTOR是促進肌肉蛋白合成的開關，而棕櫚酸具有活化mTOR的作用，因此推斷攝取全脂牛奶有助於肌力訓練後促進肌肉蛋白合成。

近年來，也有其他報告指出全脂牛奶可以舒緩肌力訓練過後的「延遲性肌肉痠痛」。

愛爾蘭卡洛理工學院的蘭金等人以男性運動員和女性運動員作為實驗對象，驗證訓練後攝取全脂牛奶500ml的肌力恢復狀況。結果顯示，和安慰劑（假藥）相比，無論男女，**飲用全脂牛奶會更快出現恢復肌力、舒緩肌肉痠痛、減少疼痛的效果**。

華盛頓大學的弗利特分析這一系列的研究報告，並在發表的回顧評論中如此描述：「在訓練過後攝取所需的蛋白質時，蛋白粉是最佳的補充策略。但這也會反映出個人喜好，像是金錢成本或口味偏好。有鑑於一般營養可以從平時的飲食中攝取，未來應該進一步檢驗蛋或牛奶所帶來的食物相乘效果。」

就現況來說，和蛋白粉的研究相比，從食物中攝取的蛋白質與肌力訓練效果的相關研究，無論是在數量或品質上都處於嚴重缺乏的狀態。牛奶相關研究報告並不能算是有力的科學證據，若要提高可信度，有必要擴大驗證範圍，進行長期影響的調查或隨機對照試驗這種介入性研究。

從這個意義上來看，弗利特等人的回顧分析非常重要而有趣，在重視蛋白粉的趨勢中掀起了新的波瀾，讓我們有機會重新思考牛奶和其他日常食品的重要性。

3-11 蛋要「連蛋黃」一起吃

雞蛋是「完全營養品」

席維斯．史特龍的代表電影作品《洛基》於一九七六年上映。拳擊手洛基雖然有天賦，卻過著自甘墮落而貧困潦倒的生活，不過後來意外與世界冠軍交手。他一開始躊躇不決，不過為了摯愛，他振作起來重新徹底鍛鍊，克服種種困難和逆境，終於有機會和世界冠軍奮力一搏……

這部電影最有代表性的場景，就是洛基把生雞蛋一顆接著一顆打進杯子裡，再一口氣喝光的畫面。洛基可能是打算從雞蛋中攝取蛋白質，以便挺過劇烈的訓練。

說到底，**雞蛋是被稱為「完全營養品」的食物**。

蛋黃裡除了膳食纖維和維生素C之外，富含所有營養素，像是蛋白質、維生素、礦物質，尤其是**9種必需胺基酸**（圖80），不過蛋黃熱量偏高，含有大量的膽固醇和脂質。而蛋白除了蛋白質之外，幾乎沒有其他營養成分，低熱量也是特點之一。

雖然蛋黃在營養方面擁有壓倒性的優勢，但在健康意識抬頭的環境中，大家只注意到熱量層面，所以近年對蛋黃敬而遠之的人也越來越多。那麼，在食用整顆蛋和只食用蛋白的情況下，肌肉蛋白的合成效果是否會有差異呢？

在二〇一七年多倫多大學進行的驗證實驗中，讓具有訓練經驗的受試者在訓練後分成兩組，一組只食用蛋白，另一組則食用整顆蛋（蛋白＋蛋黃），並測量5個小時過後的肌肉蛋白合成率。

結果顯示，比起只食用蛋白的小組，食用整顆蛋的小組更能促進肌肉蛋白的合成率。也就是說，**不光是蛋白，連蛋黃一起食用更能提升訓練效果**。

根據這份研究報告，華盛頓大學的弗利特等人推測「蛋黃與蛋白在白胺酸與胺基酸轉運蛋白上可能有分量差異」。

mTOR是能促進肌肉蛋白合成的物質，而必需胺基酸之一的白胺酸具有活化mTOR

圖 80

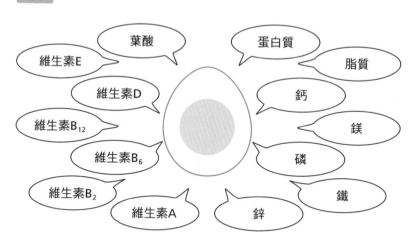

的作用。

另一方面，合成肌肉蛋白不可或缺的胺基酸在被吸收進細胞膜時需要轉運蛋白。而這座橋是一種名為「胺基酸轉運蛋白」的蛋白質集合體。換句話說，白胺酸和胺基酸轉運蛋白越多，越能促進肌肉蛋白的合成。

弗利特等人假設蛋黃含有豐富的白胺酸和胺基酸轉運蛋白，實際測量蛋黃和蛋白裡的含量，卻發現沒有明顯的差異。基於這項結果，弗利特等人推測，或許蛋黃裡有「其他營養素」可以促進肌肉蛋白合成。

蛋黃中含有「視網酸」，是維生素A的代謝產物，已經被證實可以促進肌肉細胞分化。此外，雞蛋脂質成分的「磷脂酸」可以活化

mTOR，促進肌肉蛋白合成。視網酸和磷脂酸的作用有助於肌力訓練後的肌肥大效果。而在構成脂質的脂肪酸中，「omega-3脂肪酸」具有促進肌肉蛋白合成的作用。

弗利特等人指出，**蛋黃中的這些營養素都是提升肌肉蛋白合成率的因素**。

蛋黃不「壞」！

蛋黃除了含有豐富的必需營養素之外，熱量偏高，膽固醇和脂質的含量也很高。因此，過去謠傳一種理論，稱「蛋黃中含有的膽固醇和脂質會導致心臟病」，甚至還有「一天最多一顆蛋」的說法。

然而，最近的研究指出，食用蛋黃而增加膽固醇分量並不會提高罹患心血管疾病的風險。主要原因有兩個。

首先，雞蛋富含可以預防心臟病的營養素。雞蛋中含有抗氧化物質葉黃素和玉米黃素，可以防止誘發心臟病的脂質過氧化發揮作用。

其次，雞蛋與LDL膽固醇（壞膽固醇）之間的關係逐漸浮出水面。過去認為吃雞蛋會增加ＬＤＬ膽固醇，提高罹患心臟病的風險，但最近發現吃雞蛋不僅會增加ＬＤＬ膽固醇，還會增加ＨＤＬ膽固醇（好膽固醇），最後兩者的比例是維持不變的。

弗利特等人指出：「吃雞蛋不要只吃蛋白，連同蛋黃一起食用才能提升肌力訓練的效果。」在現代營養學的觀點來看，只要不過度攝取，雞蛋並不會是引發心臟病的原因。相反的，對於進行肌力訓練的人來說，雞蛋是一種富含必要營養素的食物，甚至可以說是一種不可或缺的食物。

但如果你已經患有心臟病、高血壓這類心血管疾病或是糖尿病，為了不讓病情惡化，要多加留意雞蛋的攝取量。

3-12 對肌力訓練有效與無效的補給品

現在備受注目的「增補劑」是什麼呢？

近年來備受注目的是一種稱為「增補劑」的補給品，含有影響運動能力的營養素和成分，可以提升肌力訓練的效果。

就像大力水手吃菠菜、瑪利歐吃磨菇一樣，只要攝取一些營養素、成分來提高肌力訓練效果，可以提升肌肉蛋白的合成敏感度，更進一步加強肌肥大。

一般來說，補給品是用來「補充」缺乏的營養。至於增補劑，則是用來從100提升到120，讓身體發揮出超常的表現。

最近常在媒體或個人部落格看見「想提高肌力效果就靠增補劑！」的噱頭，介紹各式各樣的營養補給品，但恐怕其中有些產品並沒有科學證據。

以前「含有β-胡蘿蔔素的補給品可以預防癌症」的說法風靡一時，但之後研究結果證實，β-胡蘿蔔素不但不能預防癌症，甚至還會增加罹癌的風險。維生素D的補給品也被視為可以降低罹患癌症或心血管疾病的風險，但最近發表的大型隨機對照試驗否定了這個效果。

從這些例子中可以學到，**我們應該根據科學證據好好確認補給品的效果及安全性**。

挑選可靠補給品的標準

那麼，我們在挑選補給品的時候，應該從什麼觀點來辨識它的效果和安全性呢？二〇一八年國際運動營養協會發表的肌力訓練與補給品效果的相關評論可以拿來作為參考依據。

國際運動營養協會從「肌肥大」和「訓練表現」兩個角度分析各種研究報告，並將呈現補給品效果的證據等級分成三類（圖81、圖82）。

圖 81

提升肌肥大效果的補給品

等級分類	補給品
【A級證據】 有強力證據支持明顯安全有效	・HMB（訓練初學者） ・肌酸 ・必需胺基酸（EAA） ・蛋白粉
【B級證據】 有證據支持部分效果	・三磷酸腺苷（ATP） ・支鏈胺基酸（BCAA） ・磷脂酸
【C級證據】 幾乎沒有證據支持效果和安全性	・胍丁胺硫酸鹽 ・α-酮戊二酸 ・精胺酸 ・硼 ・鉻 ・共軛亞油酸（CLA） ・D-天門冬胺酸 ・蛻皮甾酮 ・葫蘆巴萃取物 ・穀維素（阿魏酸） ・麩醯胺酸 ・生長激素釋放肽 ・異黃酮 ・鳥胺酸α-酮戊二酸 ・前激素 ・磺酸多醣類 ・蒺藜 ・硫酸氧釩 ・天門冬胺酸鋅

資料來源：Kerksick CM, 2018由筆者製作

圖 82

提升運動表現的補給品

等級分類	補給品
【A級證據】 有強力證據支持明顯安全有效	・β-丙胺酸 ・咖啡因 ・碳水化合物 ・肌酸 ・碳酸氫鈉 ・磷酸鈉 ・水與運動飲料
【B級證據】 有證據支持部分效果	・雙胜肽 ・花生四烯酸 ・支鏈胺基酸（BCAA） ・瓜胺酸 ・必需胺基酸（EAA） ・甘油 ・HMB ・硝酸鹽 ・運動後的碳水化合物與蛋白質 ・槲皮素 ・牛磺酸
【C級證據】 幾乎沒有證據支持效果和安全性	・丙胺酸 ・肉鹼 ・麩醯胺酸 ・肌苷 ・中鏈三酸甘油脂（MCT） ・核糖

資料來源：Kerksick CM, 2018由筆者製作

・A級證據：有強力證據支持明顯安全有效
・B級證據：有證據支持部分效果
・C級證據：幾乎沒有證據支持效果和安全性

粗略來看，標榜能夠提升肌肥大效果的補給品幾乎都被歸類在C級證據。提升運動表現的補給品也是一樣，被歸類在A級證據的項目並不多。

接下來，我們要根據這些國際運動營養學會的分類表，介紹最新證據，一一檢視哪些補給品對肌力訓練有效，哪些是無效的。

提升肌力訓練表現的「肌酸」

如果要透過肌力訓練來收縮肌肉，那就必須分解肌纖維中的ATP來產生能量。在進行肌力訓練的時候，體內需要不斷分解ATP來產生能量，但肌纖維裡只會儲存少量的ATP，光是讓肌肉收縮1秒鐘就會完全耗盡。這種情況下，我們的身體會想辦法補充ATP。

如前所述，肌纖維補充ATP的方式有三種：①磷酸肌酸系統、②無氧系統、③有氧系統。我們的身體會根據運動強度或能量所需的時間使用不同的方式，肌力訓練經常會使用到的是磷酸肌酸系統和無氧系統。

磷酸肌酸系統是透過分解肌纖維中的磷酸肌酸來產生ATP，但其實儲存在肌纖維中的磷酸肌酸的含量很少，大約7～8秒的肌肉收縮就會完全耗盡。

這時就是「肌酸」的補給品派上用場的時候。肌酸由三種胺基酸（精胺酸、甘胺酸、甲硫胺酸）所組成，平時是以磷酸肌酸的型態存在於肌纖維中。雖然在需要收縮肌肉時，體內會合成肌酸，但如前所述，馬上就會消耗殆盡。因此，透過補給品**補充肌酸可以增加體內的磷酸肌酸含量，強化生產ATP的能力，連帶讓肌力訓練的表現也向上提升**。

下列證據可以支持肌酸的效果及安全性。

二〇一五年，法國克勒蒙—弗蘭大學的蘭查等人統整了幾份關於肌力訓練與肌酸攝取的研究報告，並進行統合分析。其中，蘭查等人表示肌酸對於肌力訓練的效果和表現有正面影響，並做出結論：「肌酸可以提升訓練效果和表現。」

此外，美國德州農工大學的克萊德等分析了1000份關於肌酸攝取的研究結果，沒有產生副作用的相關回報，因此做出結論：「安全性沒有疑慮。」

能夠提升肌酸效果的建議攝取方式是，剛開始的5～7天，一天攝取體重每公斤0．3g的肌酸，增加肌纖維的總肌酸含量，之後每天攝取3～5g以維持總肌酸含量。

針對這些報告，國際運動營養學會判定「有強力證據支持明顯安全有效」，並將肌酸歸類於A級證據。

增強肌耐力與最大肌力的「咖啡因」

以一九〇七年倫敦大學的里弗斯等人進行的研究為首，世界各地都有研究結果證實咖啡因可以舒緩肌肉疲勞、增強肌耐力、提升運動表現。

關於咖啡因如何增強肌耐力，過去人們認為攝取咖啡因可以促進肌纖維中的糖原（肝醣）分解，提升肌耐力，但後來證實咖啡因發揮作用的對象不是肌肉而是「大腦」。

如果你在肌力訓練中增加次數（組數）到力竭為止，大腦中負責接收疼痛、疲勞等訊號的腺苷受體（adenosine receptor）會啟動神經細胞，抑制細胞的活動。一般來說，這種作用會降低運動表現，但**咖啡因會降低腺苷受體的感受性，延緩感覺到疲憊的時間，可以維持或改善運動表現**。

還有人提出，咖啡因能促進多巴胺釋放神經傳導物質來提升腦部神經活動，也有可能會促進肌力增強。

維多利亞大學的格爾吉奇等人分析了10份關於咖啡因的肌力增強效果的研究報告，並在統合分析中做出結論：「咖啡因會增強1RM—最大肌力」。現在這項統合分析也作為證據，用來解釋咖啡因的肌力增強效果。

此外，當時進行的次群組分析還證實咖啡因增加肌力效果具有三種特性。

- 對腿部和手臂都有效，但對手臂的效果更好。
- 對男性和女性都有效，但對男性的效果更好。
- 無論有沒有訓練經驗都有效，但對沒有經驗的人效果更好。

咖啡因最有效的一天建議攝取量為體重每公斤3mg以上。近年來也有報告指出，藉由飲用咖啡來攝取咖啡因會增加吸收量。

此外，我們還需要特別留意咖啡因會導致「血壓升高」和「失眠」。格爾吉奇等人更指出，高血壓傾向的人應該要注意攝取咖啡因引起的血壓上升。另外也有報告顯示，如果以每公斤9mg以上的高劑量攝取咖啡因，明顯會有失眠等副作用。除此之外，並沒有其他咖啡因副作用的報告，只要不過度攝取，安全性方面是沒有疑慮的。

針對這些報告，國際運動營養學會判定「有強力證據支持明顯安全有效」，並將咖啡因歸類於A級證據。

對無訓練經驗的人和初學者很有效的「ＨＭＢ」

我們可以透過攝取優質蛋白質來提升肌力訓練的效果，但特別重要的是「白胺酸含量」。

白胺酸是必需胺基酸的一種，是有助於運動的「ＢＣＡＡ—支鏈胺基酸」其中之一。當白胺酸在肌肉中代謝時，它會轉換成ＨＭＢ（β-羥基-β-甲基丁酸）。ＨＭＢ**可以活化mTOR來促進肌肉蛋白合成，同時還可以抑制肌肉蛋白分解**。因此，有效攝取ＨＭＢ的補給品變得相當盛行。

人們開始意識到ＨＭＢ效果的契機，是愛荷華州立大學的尼森等人在二〇〇三年進行的統合分析。尼森等人分析了數份發表於二〇〇一年之前關於補給品與訓練效果的研究報告，並得出結論，最能提升肌肥大和肌力增強效果的補給品是肌酸和ＨＭＢ。

但到了二〇〇九年，有一份統合分析報告指出：「ＨＭＢ對無訓練經驗者來說是有效的，但對於有訓練經驗者的效果並不大。」

紐西蘭梅西大學的羅蘭茲等人根據9份發表於二〇〇七年之前關於訓練效果與

ＨＭＢ的研究報告，研究對象為１３５名無訓練經驗者、２５９名具有訓練經驗者，共計３９４名（平均年齡為23歲）。研究人員分析了ＨＭＢ對這些受試者的影響，結果顯示，無論是否有訓練經驗，攝取ＨＭＢ都會略微提升肌肥大的效果，而且肌力增強效果只出現在無經驗者的身上。

許多專家正面否定「ＨＭＢ對有訓練經驗的人無效」這個結論，甚至從此展開激列的爭辯。

最後為這場爭論畫下休止符的是天主教大學的山齊斯．馬丁內斯等人做的統合分析。

這份在二〇一八年發表的統合分析是針對多份發表於二〇一七年之前關於訓練效果和ＨＭＢ的研究報告所進行的分析，透過6種隨機對照試驗，分析１９３名具有訓練經驗的受試者（訓練者或運動員）的驗證結果。結果顯示，即便攝取ＨＭＢ，臥推和腿部推舉的１ＲＭ和肌肉量都沒有顯著的影響。

基於這項證據，現在全球普遍達成共識：「ＨＭＢ**提升了無訓練經驗的人和初學者**

的訓練效果，但對具有訓練經驗的人或運動員來說成效不大。」

ＨＭＢ一天建議的有效攝取量是體重每公斤38mg，通常採多次攝取，一次3g。為了讓攝取ＨＭＢ達到最佳效果，建議連續攝取2週以上。

至於安全性方面，有報告指出，就算一整個月攝取建議量的2倍，對膽固醇、血紅素、白血球、血糖、肝臟或腎功能都沒有影響。

針對這些報告，國際運動營養學會判定對訓練初學者來說是「有強力證據支持明顯安全有效」，並將ＨＭＢ歸類於Ａ級證據。

舒緩肌肉疲勞的「β-丙胺酸」

當你試圖拉起槓鈴時，大腦會下達「收縮肌肉」的指令。這個指令會經由神經傳達給肌肉，筋膜中包覆肌原纖維的肌漿網會釋放出鈣離子，讓肌纖維收縮（圖83）。

在進行肌力訓練時，無氧系統在製造ＡＴＰ的同時，也會產生氫。如果你訓練到力竭為止，氫離子會逐漸累積，導致肌肉酸化（酸中毒）。當你感受到酸化產生的疲憊感

圖 83

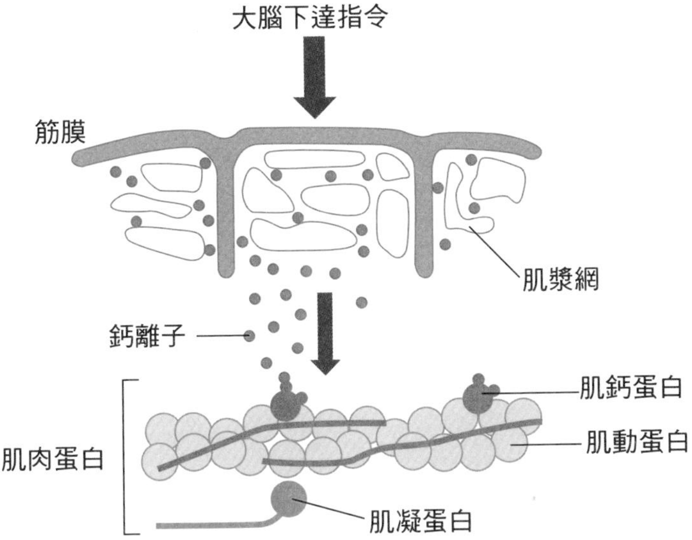

時，身體會抑制釋放鈣離子，肌肉收縮也會受到限制。被稱作「肌肽」的肽會在肌肉收縮時促進鈣離子的釋放，並具有抑制氫離子的功能。

攝取胺基酸之一的「β-丙胺酸」可增加肌肽的濃度，促進肌漿網釋放鈣離子，並抑制氫離子的產生。最後可以達到舒緩肌肉疲勞、提升肌力訓練表現的效果。

二〇〇九年，奧克拉荷馬大學的史密斯等人在報告中指出，受試者接著為期6週的持續性訓練，在這段期間內攝取β-丙胺酸，與服用安慰劑相比，肌肉量有顯著增加。此外，亞當斯州立大學的卡恩等人也報告了相同的結果，表明β-丙胺酸可以促進肌力訓練後的肌肥大效果。

雖然國際運動營養學會在評論中指出，這些研究報告缺乏長期性（縱貫性）的驗證，但可以透過攝取β-丙胺酸舒緩訓練疲勞、增加次數（組），進而提高總負荷量，達到顯著的肌肥大效果。

最有效的β-丙胺酸攝取量為每天4～6g，建議分成2～3次攝取，每次服用2g以下。為了讓攝取β-丙胺酸達到最佳效果，建議連續攝取超過2週。

要特別留意的是，初期攝取β-丙胺酸時，你的臉部、頸部、手部可能會感到刺痛，這樣的副作用會隨著持續攝取而逐漸減緩。由於β-丙胺酸是體內產生的胺基酸之一，國際運動營養學會認為「從外部攝取也不會有害處」。

針對這些報告，國際運動營養學會判定「有強力證據支持明顯安全有效」，並將β-丙胺酸歸類於A級證據。

其實「麩醯胺酸」和「精胺酸」的證據等級很低

有許多補給品雖然有效，但證據等級很低，像「麩醯胺酸」就是其中之一。

當你動手術或受重傷的時候，身體會承受巨大的壓力，肌肉蛋白的合成與分解的平衡也會崩毀，分解量不斷增加，導致肌肉量不斷減少。過去在碰到這種情況會建議「攝取麩醯胺酸來抑止肌肉蛋白分裂」，也有報告指出，攝取麩醯胺酸可以促進肌肝醣儲存來支持無氧系統。這些作用讓人們將麩醯胺酸視為可以提升肌力訓練表現的物質。

然而，二〇〇〇年以後發表的訓練效果與麩醯胺酸攝取的相關研究指出，與安慰劑相較之下，並沒有顯著的效果。

此外，有說法認為麩醯胺酸具有增強免疫功能的作用。藉由反覆破壞和再生組織，讓肌肉越來越強壯。在進行高強度肌力訓練過後，會進入免疫功能暫時減弱的「開窗期」（open window），因此更容易生病。過去也有許多研究結果指出，攝取麩醯胺酸可以讓開窗期變得更穩定。

但在二〇一八年，伊朗愛德瓦斯大學的艾哈邁迪等人在發表的統合分析中表示，攝取麩醯胺酸並不會影響訓練後的免疫功能。在這項統合分析中以白血球、淋巴球、嗜中性白血球作為免疫功能的指標，但**分析結果顯示攝取麩醯胺酸並沒有提升這些細胞的免疫功能**。

此外，一天攝取體重每公斤0．2g以上的高劑量麩醯胺酸的話，有可能增強嗜中性白血球的免疫功能。如果訓練後想防止免疫功能下降，建議攝取上述劑量。

針對這些報告，國際運動營養學會判定「幾乎沒有證據支持效果和安全性」，並將麩醯胺酸歸類於C級證據。

而另一種「精胺酸」也已經證實效果不如傳言。

精胺酸是一種非必需胺基酸，不會參與到肌肉蛋白的合成，但具有間接促進肌肉蛋白合成的效果，那就是「擴張血管增加血流量」。

精胺酸會產生一氧化氮（NO）來擴張血管，血管擴張就會增加血流量，所以在肌力訓練後攝取蛋白質和精胺酸的話，大量胺基酸就能迅速沿著血流輸送給肌肉，增加肌肉蛋白的合成。

此外，精胺酸也具有促進生長激素分泌的作用，生長激素分泌可以增加脂肪的代謝，也能提升肌肥大的效果。

不過，**目前還沒有攝取精胺酸能促進肌肉蛋白合成的可靠證據**，也沒有證據支持精胺酸能促進生長激素分泌。

針對這些報告，國際運動營養學會判定「幾乎沒有證據支持效果和安全性」，並將精胺酸歸類於C級證據。

在挑選每天食用的食物和補給品時，不應全盤接受普遍的說法，以科學證據作為參考標準，確實查明這些食品的效果是很重要的。

第4章

這才是最科學的正確「肌力訓練維持法」！

〈〈

4-1 【該維持肌力訓練的理由①】打造「預防疾病的健康身體」

在公共衛生學的觀點中，長年以來，慢跑這些有氧運動是有助於改善健康的。醫學是解決個人健康，與此相對，公共衛生學是一個基於社會層面管理健康的領域。

二〇一七年四月，英國南安普敦大學的史迪爾等人在回顧報告中指出，現代公共衛生學正出現巨大的典範轉移。

而造成話題的正是「肌力訓練」。

肌力訓練具有增加肌力和肌肉量的效果是眾所皆知的事。除了這些影響之外，另一個引發關注的原因是「對健康的影響」。近年來，已經證實肌力訓練可以降低疾病的死亡率。

時間要再往前追溯一點，二〇一三年發表了一個會讓所有努力訓練的人開心的事實，那就是：

「肌力訓練能讓癌症死亡率降低33%。」

肌力訓練可以降低癌症死亡率

美國紀念斯隆－凱特琳癌症中心的連瑪努等人成為全球第一批證實肌力訓練與癌症死亡率之間的關係的人。至今為止已經證實走路、慢跑這些高身體活動量的運動可以降低乳癌、大腸癌、前列腺癌的死亡率。

而這一次，連瑪努等人推測「肌力訓練也能降低癌症死亡率」，於是開始進行流行病學方面的研究。

二〇一三年，他們以18歲至81歲被診斷出罹患癌症的男性和女性（共計2863名）為對象，研究肌力訓練對於死亡率的影響。

圖 84

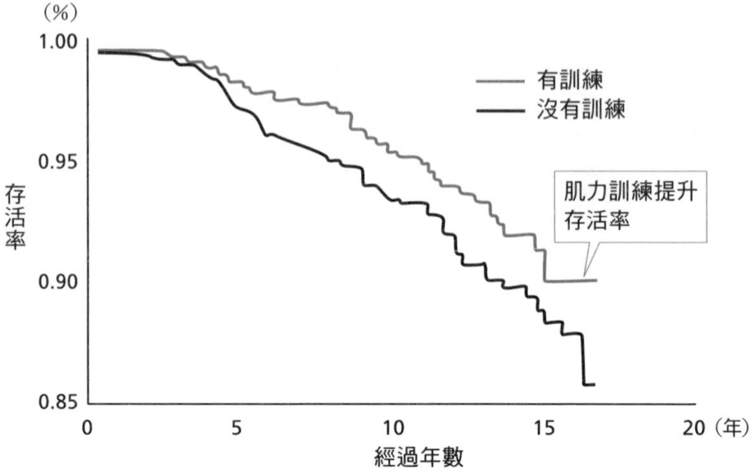

資料來源：Lemanne D, 2013由筆者製作

結果顯示，**和不做任何訓練的人相比，每週訓練一次以上的人，死亡率降低了33%**（圖84）。

根據這項結果，連瑪努等人表示，除了慢跑這一類的有氧運動以外，也應該鼓勵人們多做肌力訓練。

此外，肌力訓練的效果不只是降低癌症死亡率而已。

每週訓練2～3次可以降低所有疾病的死亡率

至今我們認為增加肌肉量是降低疾病死亡率的最佳策略，但卻沒有去釐清「訓練本身」和「疾病死亡率之間的關係」。

美國密西西比大學的敦克等人針對8772名20歲以上的男性和女性，進行了平均6．7年的追蹤調查，同時也調查了他們每週訓練的頻率。結果表示，和不訓練的人相比，持續訓練的人的「**所有疾病的死亡率降低23％**」。

此外，以每週2～3次的頻率持續進行訓練時，這種死亡率的降低是最為顯著的，頻率過高（比方說每週5次）的話，降低死亡率的效果不大。

為什麼「每週2～3次」最適當呢？其中一個原因是「訓練的持續性」。

假設每週訓練5～7次，這樣的頻率幾乎已經是天天在訓練了，心理飽和與疲憊感會讓你難以持續下去。所以，「每週2～3次」應該是能讓人持續訓練的最佳頻率。

現在已經證實只要持續進行肌力訓練，可以讓癌症死亡率降低33%，讓所有疾病的死亡率降低23%。

但流行病學方面的這些研究存在著一些疑慮，其中之一是樣本數（受試者人數）不足。

二〇一七年，雪梨大學的史塔瑪提基斯等人針對肌力訓練和慢跑進行大規模的調查。他們以80306名30歲以上的男性和女性為調查對象，研究每週訓練2次以上和每週進行150分鐘以上的有氧運動對「癌症」及「所有疾病」的死亡率的影響。結果顯示，**癌症的死亡率降低31%，所有疾病的死亡率降低23%**。

他們還研究了「在健身房訓練」和「在家自我訓練」對於癌症和所有疾病的死亡率的影響。結果顯示，**無論在健身房或在家裡，死亡率降低的幅度是一樣的，如果在兩種環境都進行訓練的話，死亡率可以降得更低**（圖85）。

這項結果對於「訓練持續不久的人」來說也是個好消息。

很多人為訓練持續不久而感到煩惱的其中一個原因是「不得不去健身房」的心理障

圖 85

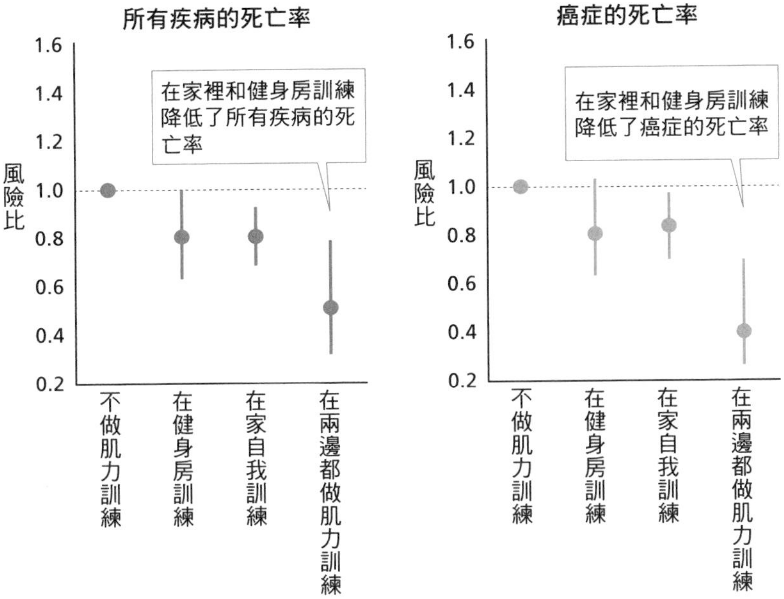

資料來源：Stamatakis E, 2017由筆者製作

礙。但這項結果顯示，即使不去健身房，**自己在家自主訓練，像是伏地挺身或深蹲，與到健身房訓練的效果相同**。預估這一項發現有助於增加健身人口。

訓練降低死亡率的機制包含下列幾項：

- 訓練讓血壓下降
- 降低罹患糖尿病的風險
- 改善葡萄糖代謝
- 減輕全身性發炎反應症候群
- 減輕抑鬱症狀
- 改善認知機能

・維持或增加肌肉量

據推測，這些效果是全面性發揮作用，有助於降低死亡率。

史塔瑪提基斯等人的報告是全球第一個證實肌力訓練可以降低疾病死亡率的大型流行病學研究。研究結果內容肯定過往的報告，並再次確認習慣性（每週2次以上）肌力訓練可以讓癌症死亡率降低3成，讓所有疾病死亡率降低2成。

4-2 【該維持肌力訓練的理由②】提升「睡眠品質」

「肌力訓練可以改善睡眠品質。」

對於商務人士來說，睡眠品質是一個非常重要的課題。忙碌的工作導致生活不規律，不僅影響身體，也影響精神。

精神科醫師歐克蘭德也透露自己因為工作繁忙，身心都感到相當疲憊。過去他總是會告訴患者「運動的重要性」，於是他決定親自實踐，找了教練，開始進行肌力訓練。

一個月過去後，他談到自己的身體產生了明顯的變化。

「雖然睡眠時間不長，但我都睡得很熟，而且會感覺到自己精力充沛。」

全球第一份關於「肌力訓練」與「睡眠」的系統性文獻回顧在二〇一七年七月發表，支持了歐克蘭德的論點。

3分鐘搞懂睡眠機制

在介紹「肌力訓練」和「睡眠」的關係之前，我要先向各位解釋睡眠本身的機制。

根據睡眠階段不同，大致分成兩種類型。

- 快速動眼睡眠（REM sleep）
- 非快速動眼睡眠（Non-REM sleep）

淺眠的時候，我們容易作夢，這是因為你的大腦比清醒時更加活躍。但你的身體的肌肉鬆弛，運動機能停止，外觀看起來像在睡覺。我們稱這個睡眠階段為「快速動眼睡眠」。

另一方面，如果你睡得很沉，大腦活動也停止了，就會進入「熟睡」的狀態。我們將這個睡眠階段稱為「非快速動眼睡眠」。如果在非快速動眼睡眠期間被喚醒的話，你的大腦會很遲鈍，處於睡眠惺忪的狀態，不容易清醒。

在正常睡眠中，你可以入睡後立刻進入非快速動眼期，並在90分鐘左右後轉移到快速動眼期。這樣的過程是一組，我們會反覆進行。如果要更仔細研究睡覺的話，可以將睡眠結構分成5個階段（圖86）。

非快速動眼期又分成淺睡非快速動眼期的「第一階段」和「第二階段」和

圖 86

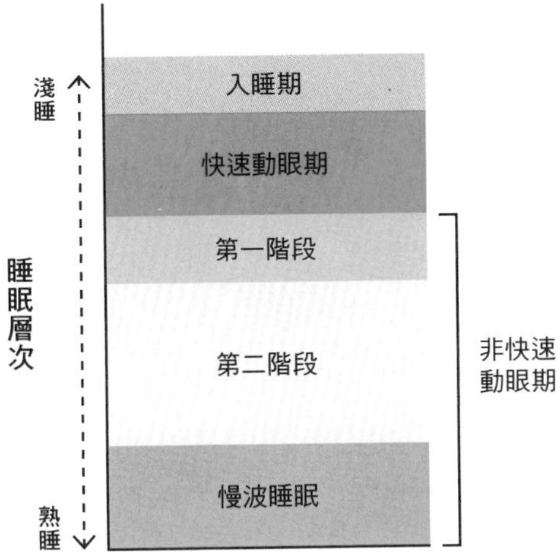

資料來源：Ohayon MM, 2004由筆者製作

圖 87

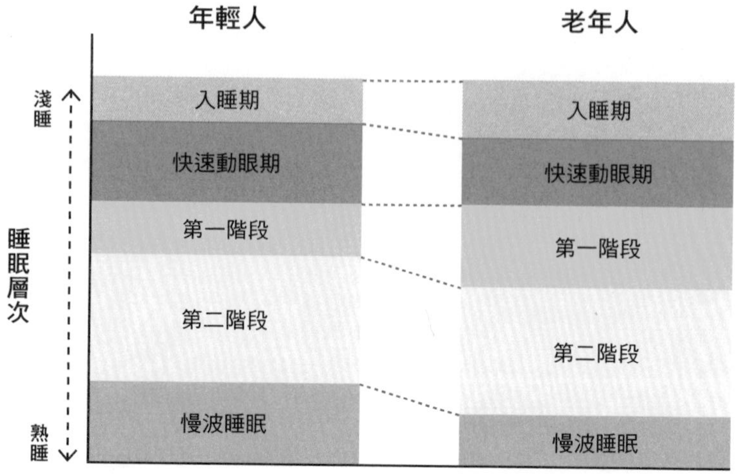

資料來源：Ohayon MM, 2004由筆者製作

熟睡非快速動眼期的「慢波睡眠」。睡眠品質可以透過這個睡眠結構的程度來判斷，尤其是熟睡非快速動眼期的慢波睡眠增加時，就屬於「深度睡眠」，是高品質的睡眠。

我再舉幾個例子。

一般來說，睡眠品質會隨著年齡增長而降低，這是因為入睡期和淺睡非快速動眼期（第一階段和第二階段）增加，慢波睡眠減少的關係（圖87）。

此外，性別差異也會在睡眠結構上呈現不同的特徵。

女性的整體睡眠時間比男性還少，第

一階段較短，慢波睡眠較長。換句話說，女性可以睡得比男性還要熟。

肌力訓練和睡眠品質有什麼關聯呢？

那麼，肌力訓練會為睡眠品質帶來什麼樣的影響呢？

運動對於睡眠有正面影響的科學證據大多僅限於慢跑這類的有氧運動，並不包含肌力訓練。這時，麥克馬斯特大學的寇瓦謝維契等人發表了13篇關於肌力訓練與睡眠的研究報告。他們得到的結論如下：

「肌力訓練不會增加睡眠時間（量），但會改善睡眠品質。」

結果表明，習慣進行肌力訓練的人，他的睡眠時間並沒有增加，而是減少了第一階段並增加慢波睡眠（圖88）。換句話說，減少第一階段和增加慢性睡眠的加乘效果得到「深度睡眠」並改善了睡眠品質。

圖 88

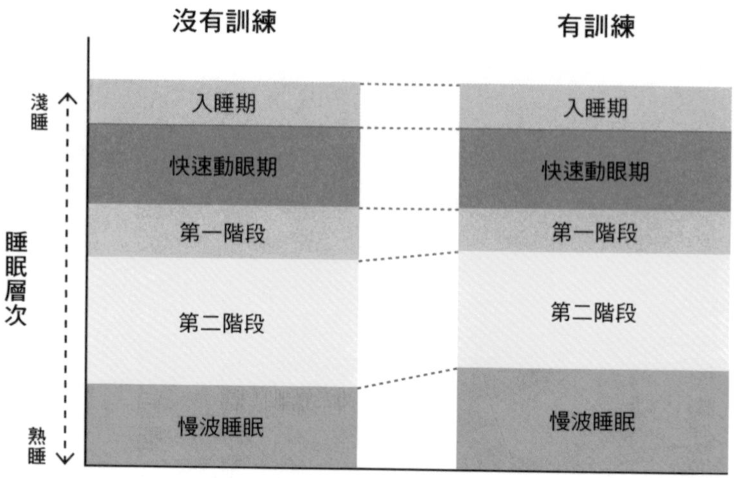

資料來源：Kovacevich A, 2017由筆者製作

除此之外，他們還針對肌力訓練的「總負荷量」和「每週頻率」對睡眠造成的影響進行統計分析。

結果顯示，「總負荷量」和「每週頻率」有助於改善睡眠品質。

「總負荷量」是運動強度再乘上運動次數和組數。**與總負荷量低的情況相比，總負荷量高的時候，睡眠品質有所改善，高頻率（每週3次）的改善情況比低頻率（每週1～2次）要來得好。**

圖 89

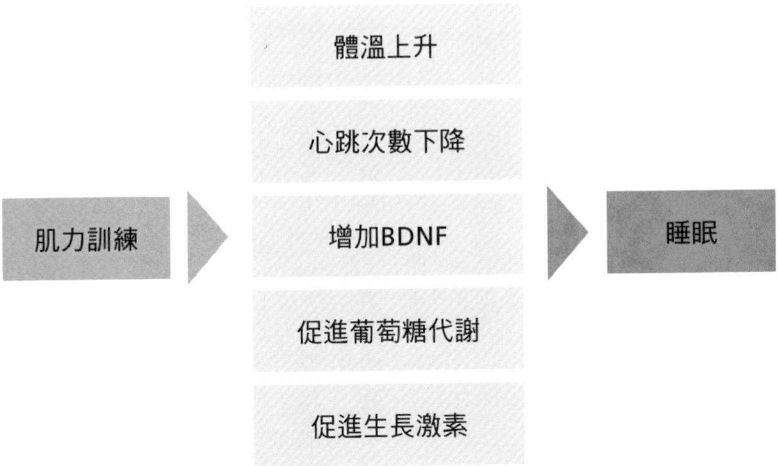

資料來源：Uchida S, 2012由筆者製作

肌力訓練與睡眠的機制

肌力訓練是透過什麼樣的機制來改善睡眠品質？這個機制的主要效果如下（圖89）：

- 肌力訓練過後，睡眠期間的體溫會上升，誘發慢波睡眠。
- 肌力訓練使心跳次數增加，進而讓迷走神經活躍。這會降低睡眠期間的心跳次數，改善睡眠品質。

※ 迷走神經來自延髓的末梢神經，大多數由副交感神經組成。

- 肌力訓練可以消除焦慮，增加腦源性神

經營養因子（BDNF），改善睡眠品質。

據推測，其他像是促進葡萄糖代謝和生長激素都可以改善睡眠品質。寇瓦謝維契等人認為，未來這些證據還需要進一步的檢驗。

寇瓦謝維契等人的發表是全球第一個表明「肌力訓練可以改善睡眠品質」的證據，更證實習慣性訓練可以有效改善睡眠品質。

在舊石器時代，人們使用肌肉活動身體來狩獵，因此倖存之今。為了妥善修復肌肉，夜間的睡眠是很重要的。從這一點來看，將習慣性訓練視為促進睡眠的「轉換開關」也不為過。或許人類早在演變的過程中獲得了這個運用肌肉改善睡眠品質的機制。

4-3 改善「心理健康」
【該維持肌力訓練的理由③】

日本人比歐美人更容易罹患焦慮症和憂鬱症是眾所皆知的事實。精神醫學和腦科學已經證實原因是出自血清素的差異。87%的日本人腦內的血清素較低，容易對消極的事物感到非常焦慮。因此會形成憂鬱親和型的性格，像是「認真」、「嚴肅」、「責任感強」、「過度排斥人際關係問題」，也是日本人的特徵。這就是併發焦慮症和憂鬱症的基礎。

人類大約在400萬年前學會雙足步行，生活據點從森林移動到草原。然而，草原也是獅子這些肉食動物的棲息地，人類也背負著被捕食的風險。人類能夠在草原上生存下來的原因就是「焦慮」。

每天成功面對焦慮的個體才能夠留下後代。在數百萬年的演化過程中，我們現代人也繼承了這種與生俱來的「焦慮」情感。即便在今天，也有許多與草原的情況相似的場景。公司、學校、家庭等錯綜複雜的人際關係給現代人帶來了龐大的「焦慮」。這種「焦慮」是人類不可或缺的情感，但如果持續在這種緊繃的狀態的話，最終會導至焦慮症或憂鬱症等心理疾病。

精神醫學和運動科學將焦點鎖定在有氧運動上，作為藥物和認知行為治療的輔助手段。有氧運動作為改善焦慮的機制，證實與增加快樂的血清素、腦內啡等神經傳導物質和神經生長因子有關。有氧運動可以降低休息時的心跳率，對於感到焦慮時的心跳率增加也有抑制的效果。

近年來，「肌力訓練」作為舒緩焦慮的運動開始受到關注。

肌力訓練可以改善「焦慮」和「憂鬱症」

二〇一七年，全球首度發表了一份統合分析，分析內容包含16份肌力訓練與焦慮和壓力之間的關係的研究報告。**現在已經證實肌力訓練可以大幅改善健康個體的焦慮，也可以改善焦慮症患者的焦慮症狀**。

這些改善效果不受性別或年齡的影響。換句話說，無論年紀都可以透過肌力訓練來緩解焦慮。

此外，肌力訓練對憂鬱症也有效。

和不運動的人相比，習慣運動的人在過去一個月身心健康惡化的天數減少了1．49天。同時也發現過度運動會造成心理健康惡化（一次3小時，每週5次以上）。

在進行肌力訓練的受試者中，20．1%的人在每週3～5次，每次45分鐘以上的訓練下，心理健康獲得改善。

如前所述，日本人的血清素含量特別低，屬於容易引發焦慮症和憂鬱症的體質，和歐美人相比，更容易抱有心理健康方面的問題。現代精神醫學和運動科學建議，在感到焦慮或引發憂鬱症之前，應該先做好心理健康管理。

當你心裡感到不舒服的時候，請回想起這句話。

「當你感到焦慮、消沉、壓力大的時候，做肌力訓練就對了！」

4-4 肌力訓練仍然「維持不久」的原因

到目前為止，我們介紹了肌力訓練各式各樣的效果作為「應該持續做肌力訓練的理由」。持續做肌力訓練可以改善身心健康，增加個人魅力，你找不到第二個投資報酬率這麼高的事了。我想告訴大家的是「肌力訓練應該持續一輩子」。

然而，現實情況是只有不到4％的人在健身房開始做肌力訓練後還能持續一整年（圖90）。

肌力訓練明明可以帶來這麼多好處，為什麼還是有很多人無法持續下去呢？

圖 90

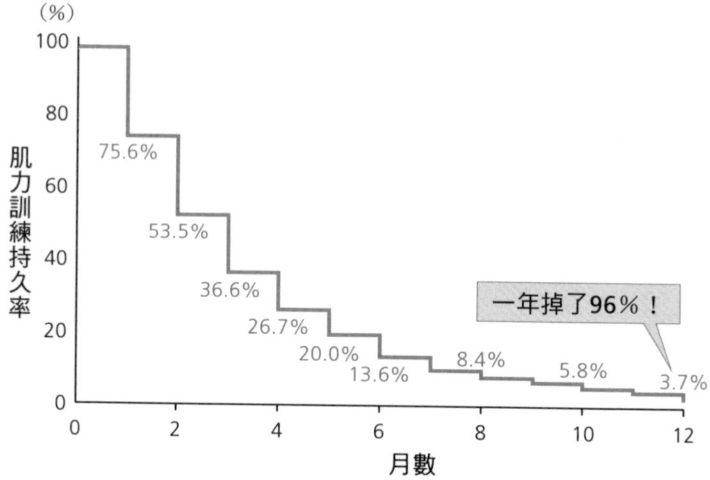

資料來源：Sperandei S, 2012由筆者製作

維持不久是正常的

其實人類的這種矛盾特性在行動科學和心理學等領域中被稱為「運動悖論」。人們心裡雖然想要保持健康，但又很喜歡在家裡無所事事、看看電視這種不健康的行為，不喜歡肌力訓練這種對健康有益的事。

至今許多研究人員一直在爭論，試圖釐清這一種矛盾。最後得出的答案的是現代的演化論。

哈佛大學演化生物學家李伯曼解釋了肌力訓練維持不久的原因。

「人類本來就沒有被設計成適合肌力訓練的樣子。」

大約180萬年前，人類得到了現代人的身體特徵，像是雙足步行。長長的腿、長長的阿基里斯腱、較大的臀大肌、充分釋放熱量的排汗功能等等，這些都是為了長距離奔跑而演變出來的。相較之下，人類以外的哺乳物動擁有許多利於爆發的白肌，缺乏排汗功能，長距離奔跑下一定需要休息。因此，人類在進行狩獵時，採取的是「鬼捉人戰術」。策略是不斷追逐獵物，直到獵物力竭時，再上前捕捉。

隨著時間的推移，人類的身體已經演化到最適合狩獵活動的樣子。換句話說，我們的身體是遵循演化論打造出來的。

從演化論的合理性觀點來看，也就能明白現代人「做肌力訓練維持不久的原因」。

休息才是生存關鍵

過去人類每天平均移動15km的距離進行狩獵，估計花費時間大約是4～6個小時。

這個活動量將近現代人的2倍，可以看出要在當時的環境中生存，需要耗費相當大的能量。

然而，儘管活動量龐大，男性一天經由食物補充的能量為2600～3000kcal，女性需要補充更多能量用來懷孕和育兒，可以看出舊石器時代經常處於糧食短缺的困境中。

基於這個背景，李伯曼提出一個假設。

「**休息是生存和再生的關鍵。**」

在糧食短缺的環境中，必須有效率地使用有限的能量。為了繁衍後代的優先順序為獲取食物的狩獵、逃離肉食動物及生殖行為。如果能量不足，就無法完成這些工作。

也就是說，為了完成這些優先事項，休息具備演化論的合理性。**人類為了生存不斷演化、優化，優先將少量攝取能量用在狩獵或生殖行為上，並且在其他閒暇時間中盡可能不要消耗能量。**

人類為了適應長達200萬年的舊石器時代，身體和心靈都進行了演化。大約在1萬年前開始發展農業，現在即使不去狩獵也不用擔心糧食的問題，但身體和心靈仍是漫長的石器時代中形成的模樣。我們生活在鋪設平坦的柏油路上，每天也不會跑15km。做完辦公室的工作後，吃一頓高熱量的晚餐，回到家看看電視無所事事。雖然我們想要振作起來，前往健身房做肌力訓練，但還停留在石器時代的心會告訴你：

「**什麼事都別做了，不要浪費能量。**」

這就是現代演化論釐清運動悖論的真相，也是肌力訓練持續不久的原因。也就是說，肌力訓練維持不久並不是因為我們意志力薄弱，而是一種不要浪費能量的自然生理反應。對此，李伯曼表示

「不幸的是沒有一種特效藥可以改變這種心理。」

但從身心健康的觀點來看，「肌力訓練最好持續一輩子。」作為一個突破口，李伯曼提出了以下的建議：

「如果不能改變心理，那就改變環境（結構）吧。」

4-5 【維持肌力訓練的技巧①】管理意志力！

雖然很突然，請回答下列問題。

26週後獲得1萬元和30週後獲得1萬1000元，你會選擇哪一個？

對於這個問題，有60%的人會選擇「30週後獲得1萬1000元」。

那麼，我們換一個問題。現在獲得1萬元跟4週後獲得1萬1000元，你會選擇哪一個？

對於這個問題，有80%的人會選擇「現在獲得1萬元」。

第一個問題是讓你選擇將近半年後的遙遠將來可以獲得的錢。在這種情況下，即使會延遲4週，大部分的人還是會選擇較高的金額。另一方面，在第二個問題中，即便4週後可以獲得更高的金額，大多數人還是選擇現在就可以拿到的較少的金額。

在行為經濟學中，人類的這種非理性特質被稱為「現時偏誤」（present bias），而肌力訓練的維持也會受到「現時偏誤」的影響。至今為止一直主張「持續肌力訓練的話，將來可以享受很多好處。」但還是有很多人比起肌力訓練帶來的長期利益，更傾向選擇「現在想偷懶的欲望」。因此，我在思考以報酬為動機「金錢獎勵」是不是能取代「現時偏誤」的欲望的動機呢？

於是，研究人員針會各種金錢帶來的持續效應進行驗證。結果顯示，金錢確實會使人願意參與肌力訓練，但一旦失去金錢獎勵，人們就會放棄。

換句話說，**想要持續做肌力訓練，外部動機是不穩定的，擁有內部動機是很重要的。**

「管理意志力」

維持肌力訓練的重點如下：

所以，社會心理學關注的不是獎勵機制，而是人類的意志力本身。社會心理學主張

「**管理你的意志力。**」

意志力就像是肌肉一樣，又被稱為「意志力肌肉模型」，就像肌力訓練中使用器具的話，遲早會舉不起來一樣，意志力也會因為壓力這種精神負擔或是壓抑情緒而被磨耗。

換句話說，意志力並不是無限的，而是一種有限的資源。我們將意志力耗盡的狀態稱作「自我耗損」（Ego depletion），一旦陷入這種狀態，哪怕是一點點的誘惑，你都會抗拒不了。

重要的是在肌力訓練之前妥善管理並盡可能保持你的意志力。

那麼，什麼樣的情況會添加意志力的負擔，形成自我耗損的狀態呢？

克制情緒會磨耗意志力

有一項實驗就是在研究意志力的耗損。

受試者事前收到指示不能進食，在空腹的狀態下被分成兩組。其中一組受試者可以享用美味的餅乾，而另一組受試者只能吃看起來稱不上多美味的小蘿蔔。而餅乾和小蘿蔔很自然地放在同一張桌上。受試者收到指示，要在特定時間內食完指定的食物。之後他們被帶到不同房間，讓他們挑戰被稱作是認知課題的「解不開的智力問題」。

吃餅乾的小組平均花費了20分鐘在智力問題上，但吃蘿蔔的小組平均8分鐘就放棄了。

這是因為受試者用意志力壓抑「想吃餅乾」的欲望，導致自我耗損。

壓抑情緒會磨耗意志力

接下來，將受試者分成兩組，給其中一組看了海龜死亡的感傷影片，並要求他們不要流淚或情緒激動。

另一組則是看了不會引起情緒起伏的普通影片。

之後，讓受試者進行史楚普叫色作業（stroop task）。所謂的叫色作業是螢幕上會出現一連串的文字，而你要一一說出文字的顏色。偶爾會出現用紅色寫著「綠」的文字，所以需要高度的專注力。

結果顯示，看了感傷影片的小組錯誤率比較高。

這是因為「壓抑情緒」也會引起自我耗損。

這些意志力與自我耗損的實驗可以為維持肌力訓練帶來一些啟發。

比方說，當你下班要去健身房的時候，我們心中會有個聲音想迷惑我們：「什麼事都別做了，不要浪費能量。」要抗拒這種誘惑前往健身房需要相當大的意志力。但對那些在工作階段就已經自我耗損的人來說，恐怕無法克服誘惑吧。

在這種情況下，可以選在假日這種不需要意志力的日子或是比較不耗費意志日的上班日（肩負責任的工作較少的日子）去健身房，這些小動作可以幫助你維持肌力訓練。

此外，如果除了肌力訓練之外還有其他目標（像是減肥等等）的話，那就需要更多意志力了。我會建議你先鎖定一個目標就好，也就是先專注在肌力訓練上。

維持肌力訓練可以讓你的身形更健壯，能夠舉起更重的重量，這些都是「獎勵」的一環。如果有獎勵，就不需要消耗意志力了。

不是每個人都擁有強大的意志力，最重要的不是去加強意志力，而是要「妥善管理」有限的「資源」。

4-6【維持肌力訓練的技巧②】攻略棉花糖實驗！

在上一節中，我從社會心理學的角度說明了幾個肌力訓練維持不久的原因。**肌力訓練維持不久並不是因為「意志力薄弱」，而是「沒有妥善管理意志力」**。

基於這個社會心理學的知識，發展心理學進行更進一步的實驗。發展心理學透過檢驗兒童意志力的「棉花糖實驗」，確立了「管理意志力」的方法論。

測試意志力的「棉花糖實驗」

研究人員和受試兒童進入一個單調的房間，讓兒童坐在椅子上，研究人員將一顆棉花糖放在兒童面前，留下這一段話就離開房間了。

圖 91

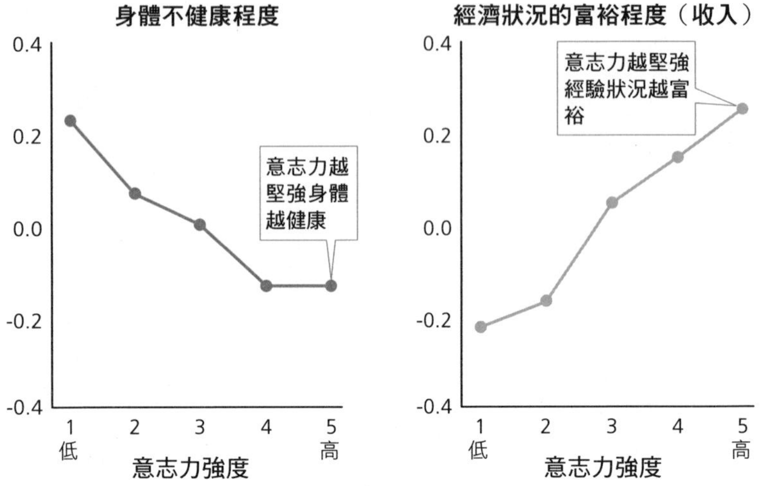

資料來源：Moffitt TE, 2011由筆者製作

「你可以吃掉棉花糖，在我回來之前的這15分鐘內，如果你忍住不吃的話，我會再多給你一顆。」

「但要是你吃掉的話，那就沒有多一顆了。」

接著觀察兒童會直接吃掉棉花糖還是忍住不吃，這就是「棉花糖實驗」。

一九七〇年，史丹佛大學的米歇爾等人針對讀幼稚園的兒童進行「棉花糖實驗」。結果顯示，3分之2的兒童忍不住吃掉了棉花糖，其餘3分之1的人有順利拿到第二顆棉花糖。換句話說，意志力在幼年期就已經出現個體差異。

後來又針對幼年期參與過棉花糖實驗的兒童，進行追蹤調查至32歲。

追蹤調查的目的在於了解實驗結果的意志力和未來的健康、經濟狀況、犯罪行為是否有一定程度的關聯。結果證實，長期下來，成功忍住（意志力堅強）的兒童更健康，經濟狀況更富裕，並且完全沒有涉及犯罪（圖91）。

反過來說，立刻吃掉棉花糖（意志力薄弱）的兒童容易生病，經濟狀況貧困，更容易涉及犯罪。

不過，即便是意志力薄弱的兒童也能在日常生活中大多數情況下自我克制，關鍵在於直接面對這些迷人的誘惑的時候。因此，為了證明意志力薄弱也有方法可以成功抗拒誘惑，學者提出了「若則計畫法」（if-then planning）。

即使意志力薄弱，也有方法抗拒誘惑

成功獲得第二顆棉花糖的兒童之間有個共同的特徵，那就是他們會將注意力從棉花糖上轉移到其他事情。在實驗期間，這些兒童做了各式各樣的事，像是演默劇，在不發出聲音的情況下小心翼翼拿起手鈴，或是敲打牆壁聽聲音等等。這些兒童採取不同的行動，不讓意志力消耗在棉花糖的誘惑上。相反的，實驗失敗的兒童們通常會盯著棉花糖看，正面面對誘惑而消耗了意志力。

學者提出了「**若則計畫法（若……則……）**」，為了驗證這個方法的效果，他們進行了「小丑驚喜箱實驗」。

小丑驚喜箱是一個用木箱製作而成的小丑人偶，箱子裡裝滿玩具和點心，還會播放歡樂的音樂向小朋友搭話。

「我們一起玩吧！超好玩的！」

正在做事情的兒童很難抗拒歡樂小丑的誘惑，他們會馬上放下手邊的事情，跑去和小丑驚喜箱一起玩。這時，研究人員對其中一組兒童下達指示。

「如果小丑先生又來找你玩的話，你要這樣跟他說：『我在做事情，不能跟你玩。』」

雖然只是制定一項簡單的規則，但受試兒童卻成功抵抗了小丑驚喜箱的誘惑，繼續做自己的事。這種情況並不是靠意志力抗拒誘惑，而是**事前決定好「如果（if）碰到誘惑的話，那麼（then）你就這麼做。」這樣就能在不消耗意志力的情況下避開誘惑了**。

明確的執行計畫不會消耗意志力

當你訂下維持肌力訓練的目標時，總是有很多誘惑在等著你。當你下班回到家，要去健身房之前在沙發上坐了下來，接著你會看到眼前有電視，手裡還有手機。然後你就會開始看電視，滑手機，刷社交網路，不知不覺時間就這樣過去了。結果冒出一句「明天再去好了」，最後還是沒有去健身房。

不過，這並不是因為你意志力很薄弱，而是人類本來就沒有打造成習慣做肌力訓練的樣子，如果你又在工作中磨耗了意志力，抗拒不了誘惑也是很正常的。就像那些吃掉棉花糖的兒童一樣，我們在棉花糖實驗裡失敗也是沒辦法的事。

那我們該怎麼辦才好呢？

首先，你要釐清自己抗拒去健身房的「誘因」，通常沙發、電視、手機都是熱門誘因。接著，像下面一樣把你的若則計畫書寫出來。

「回家以後不要坐到沙發上，先泡一杯咖啡。喝咖啡的時候不要打開電視，也不要把手機從包包裡拿出來。喝完咖啡，時間到了就帶著運動服出門。」

這麼一來，你不用耗費多餘的意志力，只是遵循計畫行動就能自動前往健身房。攻略棉花糖實驗就是維持肌力訓練的解決方案。

4-7 【維持肌力訓練的技巧③】讓大腦提升吧！

人在一見鍾情時是沒有什麼邏輯性的原因的。

並不是「因為○○，所以我喜歡××。」而是在見到對方第一眼心跳上升，直覺「這就是愛情！」然後墜入愛河中。

從科學的角度來看待情感這種主觀的東西時，最重要的概念就是「情緒」，可以用下列等式來呈現：

情緒＝情緒認知＋情緒體驗（情感）

為了理解情感，心理學將「喜歡」的感情視為「情緒體驗」，將「心跳加速」視為「情緒認知」。

一見鍾情是先將情緒認知（心跳加速）傳達到大腦，並由大腦解讀出情緒體驗（喜歡）。

情緒的定義是情緒認知和情緒體驗的結合。而喜歡的這個情緒體驗會成為各種情感。至於為什麼要分成情緒認知和情緒體驗來思考，是因為兩者是由不同的大腦迴路處理的。

但這時候又出現問題了。

那麼，我們的心是在怦怦跳的心臟裡嗎？還是在把心跳加速解讀成喜歡的大腦呢？

「是因為喜歡而心跳加速嗎？還是因為心跳加速所以喜歡呢？」

關於這個疑問，「詹蘭二氏情緒論」（James-Lange Theory of Emotion）認為先是外部的資訊引起身體反應（心跳加速、呼吸急促、冒汗等等），而大腦感知到這些變化後，產生了情緒。

從這個論點來看的話，那就是「因為心跳加速所以喜歡」。

在檢驗詹蘭二氏情緒論的過程中，最有名的實驗就是「吊橋實驗」了。實驗對象是走過懸掛在深谷中搖搖晃晃的吊橋的男生和走過普通而穩固的橋的男生。在他們走過橋後，女生會把寫有聯絡方式的紙條遞給他們。實驗結果顯示，走過搖晃吊橋的男生聯絡女生的比例較高。這是因為對於吊橋的恐懼讓心跳產生變化（末梢的變化），但大腦卻誤判成「心動的感覺」的結果。

另一方面，有一項研究結果表示，即使將動物的腦和脊髓分離，讓末梢的感覺資訊無法傳達到大腦，動物還是會產生情緒。情緒源自於大腦（中樞），而身體反應是因為大腦將信號傳達給末梢器官，這就是「坎巴二氏情緒論」（Cannon-Bard Theory of Emotion）。根據這個理論，我們是「因為喜歡所以心跳加速」。

後來又有各種動物實驗證實，情緒認知和情緒體驗是由大腦中不同的迴路所產生的，情緒會受到末梢神經和中樞神經雙方的影響，所以又提出了「夏辛二氏情緒論」

（Schachter-Singer Theory of Emotion），為這場爭論畫下休止符。

換句話說，大腦會產生身體反應（坎巴二氏情緒論），身體反應也會影響大腦（詹蘭二氏情緒論）。現代腦科學認為：「雖然情緒是由大腦產生，但大腦也會接收末梢（全身器官）的資訊回饋，修正並改變情緒。」

喜歡並不一定要心跳加速，「但心跳加速會讓喜歡的感覺越來越強烈」。

那進行肌力訓練的「幹勁」又是什麼樣的情緒呢？

我們是因為有幹勁才做肌力訓練的嗎？

還是因為要做肌力訓練所以得拿出幹勁？

下班後，你抱持著「今天要去健身房！」的決心回到家裡。回到家以後，坐在沙發上休息一下，隨手打開了電視，開始滑手機耍廢，最後還是沒有去健身房。

現代演化論認為這種不去健身房，在家無所事事的行為是「正常的」。

圖 92

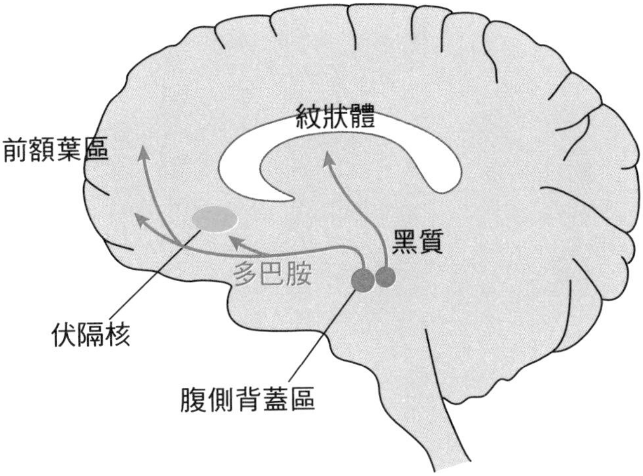

這在現代腦科學中也獲得證實。

人類被設計成只要在進行生殖行為或進食這種對生存和繁衍很重要的行動時，會感受到一種如「快感」般的獎勵。吃美味的食物或是和喜歡的人約會會讓心情很好是因為大腦啟動了「酬賞系統」的機制。

而在酬賞系統的機制中最重要的是「多巴胺」。

多巴胺是位於腹側背蓋區的多巴胺神經元所製造的資訊傳導物質。這些神經元的神經迴路會和前額葉區、扁桃體、海馬、伏隔核這些部分連接在一起（圖92）。

當多巴胺釋放到前額葉區時，大腦會認知到「感覺良好」的情緒。如果多巴胺再釋放到伏隔核裡，（大腦所認知的）釋放原因會再「強化」原本的行為。人類建構起酬賞系統的機制，用來加強自己的行為，以達到生存和繁衍的基本欲望。

最近腦科學的研究更表明，坐著休息或躺著休息的時候會活化大腦的酬賞系統，這是因為大腦判斷無所事的行為也是生存的必要行動。也就是說，**從腦科學的相關知識來看，什麼事都不想做的欲望是「正常行為」**，**與食欲無異**。

那麼，我們要怎樣避開大腦啟動酬賞系統，順利去健身房呢？

針對這個問題，腦科學領域是這麼回答的：

「提升多巴胺吧！」

「只要邁開步伐」就能「提升多巴胺」

多巴胺是讓大腦啟動酬賞系統的神經傳導物質。由於腹側背蓋區的神經元會釋放多巴胺，如果可以透過某種方法促進多肥胺，應該就可以阻斷無所事事帶來的愉悅感。

這個方法就是「起身走路」。

或許會有人納悶「只要走路就好？」但根據動物實驗結果推測，改變姿勢開始行走的行為可以活化腹側背蓋區，促進多巴胺釋放。

當你改變姿勢起身或是邁開步伐的時候，會活化大腦皮層的運動區和其他運動功能相關區域，而神經活動會傳遞到被稱作是中腦運動區域的楔狀核和腳橋腦運動核。腳橋腦運動核受到活化後，會釋放出乙醯膽鹼和麩胺酸，腹側背蓋區和黑質受到活化，促進多巴胺的釋放（圖93）。腹側背蓋區將多巴胺釋放到前額葉區時，會「喚醒行動」阻斷無所事事帶來的「愉悅感」。

接下來，你邁開步伐後要去達成一些小目的。例如，準備行李、沖泡咖啡、上廁所等，去完成一些小任務。當你達到目的時，會促進腹側背蓋區更進一步釋放出多巴胺，加強前額葉區的喚醒行動，同時活化伏隔核來強化行為。這個原理也可以拿來解釋為什麼本來只是打算稍微打掃一下，就會像打開開關一樣，最後把每個角落都打掃乾淨了。

起身、邁開步伐都可以增加多巴胺釋放，產生喚醒行動，再經由達成一些小目的來增化自己的行為。這麼一來，就能阻斷想要偷懶的欲望，活動想做肌力訓練的情緒，出

圖 93

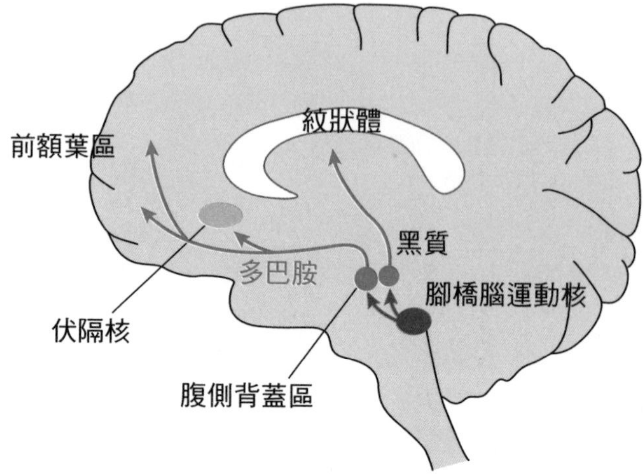

發前往健身房。

這就是腦科學「提升巴多胺」的方法。

我們會因為喜歡而心跳加速（坎巴二氏情緒論），因為心跳加速而喜歡（詹蘭二氏情緒論）。

同樣地，我們會在有幹勁的時候做肌力訓練，「**也會因為想做肌力訓練而拿出幹勁**」。

結語

我介紹了一些與肌力訓練相關的最新科學證據，並拿來和過去人們認同的肌力訓練常識和偏見比較。自二〇〇〇年以來，肌力增強和肌肥大的研究進展迅速，雖然證實了一些有效而不浪費體力的方法，但今後還會有越來越多統合分析和可信度高的研究報告。

與此同時，我們的生活環境也發生了巨大的變化。目前最備受關注的是人工智慧。回到家以後，坐在沙發上，只要操作手機或向智慧音箱說話就能控制身邊的家電。在網路上，即使不用出門也可以訂購想要的商品，在短短幾個小時內就能收到，幾乎不需要出門購物。

如此這般，我們的生活越來越舒適。相對的，若從演化論來思考人類的健康的話，演化醫學預測未來會有更多缺乏運動、肥胖、生活習慣病等相關疾病。

從這個情況來看，我認為肌力訓練的重要性越來越高。多數人會沉溺在舒適中，因為缺乏運動而失去肌肉。

這就是為什麼我們必須要認真對待，增強肌肉，增加外在魅力，改善睡眠品質，消除焦慮，才能充滿笑容，獲得健康而抗病的身體。肌力訓練是可以解決人生各種問題的重要方法，肯定也能為你帶來幸福。

了解關於肌力訓練的最新科學證據，在訓練過程中做出取捨，打造最適合自己的訓練方式，並持續下去——希望這本書能夠助你一臂之力。

關於肌力訓練的最新資訊會即時更新在我的部落格「復健memo」，歡迎大家查看並更新你的肌力訓練相關知識。

庵野拓將

参考文献

【第１章】

１－１

Yoon MS, et al. mTOR as a Key Regulator in Maintaining Skeletal Muscle Mass. Front Physiol. 2017 Oct 17;8:788.

Ma XM, et al. Molecular mechanisms of mTOR-mediated translational control. Nat Rev Mol Cell Biol. 2009 May;10(5):307-18.

Henneman E, et al. Excitability and inhibitability of motoneurons of different sizes. J Neurophysiol. 1965 May;28(3):599-620.

MacDougall JD (1986). Morphological changes in human skeletal muscle following strength training and immobilization. In Human Muscle Power, eds. Jones, N. L., McCartney, N., & McComas, A.J., pp. 269-288. Human Kinetics, Champaign, IL.

American College of Sports Medicine. American College of Sports Medicine position stand. Progression models in resistance training for healthy adults. Med Sci Sports Exerc. 2009 Mar;41(3):687-708.

１－２

Burd NA, et al. Resistance exercise volume affects myofibrillar protein synthesis and anabolic signalling molecule phosphorylation in young men. J Physiol. 2010a Aug 15;588(Pt 16):3119-30.

Burd NA, et al. Low-load high volume resistance exercise stimulates muscle protein synthesis more than high-load low volume resistance exercise in young men. PLoS One. 2010b Aug 9;5(8):e12033.

Mitchell CJ, et al. Resistance exercise load does not determine training-mediated hypertrophic gains in young men. J Appl Physiol (1985). 2012 Jul;113(1):71-7.

Morton RW, et al. Neither load nor systemic hormones determine resistance training-mediated hypertrophy or strength gains in resistance-trained young men. J Appl Physiol (1985). 2016 Jul 1;121(1):129-38.

Schoenfeld BJ, et al. Strength and Hypertrophy Adaptations Between Low- vs. High-Load Resistance Training: A Systematic Review and Meta-analysis. J Strength Cond Res. 2017 Dec;31(12):3508-3523.

Westad C, et al. Motor unit recruitment and derecruitment induced by brief increase in contraction amplitude of the human trapezius muscle. J Physiol. 2003 Oct 15;552(Pt 2):645-56.

Fisher J, et al. High- and Low-Load Resistance Training: Interpretation and Practical Application of Current Research Findings. Sports Med. 2017 Mar;47(3):393-400.

１－３

Kraemer WJ, et al. Hormonal responses and adaptations to resistance exercise and training. Sports Med. 2005;35(4):339-61.

Rahimi R, et al. Effects of very short rest periods on hormonal responses to resistance exercise in men. J Strength Cond Res. 2010 Jul;24(7):1851-9.

Bottaro M, et al, Effects of rest duration between sets of resistance training on acute hormonal responses in trained women. J Sci Med Sport. 2009 Jan;12(1):73-8.

West DW, et al. Associations of exercise-induced hormone profiles and gains in strength and hypertrophy in a large cohort after weight training. Eur J Appl Physiol. 2012 Jul;112(7):2693-702.

Mitchell CJ, et al. Muscular and systemic correlates of resistance training-induced muscle hypertrophy. PLoS One. 2013 Oct 9;8(10):e78636.

Ratamess NA, et al. The effect of rest interval length on metabolic responses to the bench press exercise. Eur J Appl Physiol. 2007 May;100(1):1-17.

Grgic J, et al. Effects of Rest Interval Duration in Resistance Training on Measures of Muscular Strength: A Systematic Review. Sports Med. 2017 Sep 20.

Hunter SK. Sex differences in human fatigability: mechanisms and insight to physiological responses. Acta Physiol (Oxf). 2014 Apr;210(4):768-89.

１－４

Pinto RS, et al. Effect of range of motion on muscle strength and thickness. J Strength Cond Res. 2012 Aug;26(8):2140-5.

Bloomquist K, et al. Effect of range of motion in heavy load squatting on muscle and tendon adaptations. Eur J Appl Physiol. 2013 Aug;113(8):2133-42.

Baroni BM, et al. Full Range of Motion Induces Greater Muscle Damage Than Partial Range of Motion in Elbow Flexion Exercise With Free Weights. J Strength Cond Res. 2017 Aug;31(8):2223-2230.

Morgan DL. New insights into the behavior of muscle during active lengthening. Biophys J. 1990 Feb;57(2):209-21.

１－５

Schoenfeld BJ, et al. Effect of repetition duration during resistance training on muscle hypertrophy: a systematic review and meta-analysis. Sports Med. 2015 Apr;45(4):577-85.

Shepstone TN, et al. Short-term high- vs. low-velocity isokinetic lengthening training results in greater hypertrophy of the elbow flexors in young men. J Appl Physiol (1985). 2005 May;98(5):1768-76.

Schuenke MD, et al. Early-phase muscular adaptations in response to slow-speed versus traditional resistance-training regimens. Eur J Appl Physiol. 2012 Oct;112(10):3585-95

1－6
Douglas J, et al. Eccentric Exercise: Physiological Characteristics and Acute Responses. Sports Med. 2017 Apr;47(4):663-675.
Bamman MM, et al. Mechanical load increases muscle IGF-I and androgen receptor mRNA concentrations in humans. Am J Physiol Endocrinol Metab. 2001 Mar;280(3):E383-90.
Roig M, et al. The effects of eccentric versus concentric resistance training on muscle strength and mass in healthy adults: a systematic review with meta-analysis. Br J Sports Med. 2009 Aug;43(8):556-68.
Schoenfeld BJ, et al. Hypertrophic Effects of Concentric vs. Eccentric Muscle Actions: A Systematic Review and Meta-analysis. J Strength Cond Res. 2017 Sep;31(9):2599-2608.

1－7
American College of Sports Medicine. American College of Sports Medicine position stand. Progression models in resistance training for healthy adults. Med Sci Sports Exerc. 2009 Mar;41(3):687-708.
Schoenfeld BJ, et al. Effects of Resistance Training Frequency on Measures of Muscle Hypertrophy: A Systematic Review and Meta-Analysis. Sports Med. 2016 Nov;46(11):1689-1697.
Colquhoun RJ, et al. Training Volume, Not Frequency, Indicative of Maximal Strength Adaptations to Resistance Training. J Strength Cond Res. 2018 Jan 5.
Grgic J, et al. Resistance training frequency and skeletal muscle hypertrophy: A review of available evidence. J Sci Med Sport. 2018 Sep 13.

1－8
Narici MV, et al. Changes in force, cross-sectional area and neural activation during strength training and detraining of the human quadriceps. Eur J Appl Physiol Occup Physiol. 1989;59(4):310-9.
Fukunaga T, et al. Muscle volume is a major determinant of joint torque in humans. Acta Physiol Scand. 2001 Aug;172(4):249-55.
Scripture EW, et al. On the education of muscular control and power. Stud. Yale Psycol. Lab. 1894: 114–119.
Manca A, et al. Neurophysiological adaptations in the untrained side in conjunction with cross-education of muscle strength: a systematic review and meta-analysis. J Appl Physiol (1985). 2018 Feb 15.
Grosprêtre S, et al. Neural mechanisms of strength increase after one-week motor imagery training. Eur J Sport Sci. 2017 Dec 17:1-10.
Ruffino C, et al. Neural plasticity during motor learning with motor imagery practice: Review and perspectives. Neuroscience. 2017 Jan 26;341:61-78.

1－9
American College of Sports Medicine. American College of Sports Medicine position stand. Progression models in resistance training for healthy adults. Med Sci Sports Exerc. 2009 Mar;41(3):687-708.
Henneman E, et al. Excitability and inhibitability of motoneurons of different sizes. J Neurophysiol. 1965 May;28(3):599-620.
Schoenfeld BJ, et al. Strength and Hypertrophy Adaptations Between Low- vs. High-Load Resistance Training: A Systematic Review and Meta-analysis. J Strength Cond Res. 2017 Dec;31(12):3508-3523.

1－10
American College of Sports Medicine. American College of Sports Medicine position stand. Progression models in resistance training for healthy adults. Med Sci Sports Exerc. 2009 Mar;41(3):687-708.
Davies TB, et al. Effect of Movement Velocity During Resistance Training on Dynamic Muscular Strength: A Systematic Review and Meta-Analysis. Sports Med. 2017 Aug;47(8):1603-1617.

1－11
American College of Sports Medicine. American College of Sports Medicine position stand. Progression models in resistance training for healthy adults. Med Sci Sports Exerc. 2009 Mar;41(3):687-708.
Grgic J, et al. Effect of Resistance Training Frequency on Gains in Muscular Strength: A Systematic Review and Meta-Analysis. Sports Med. 2018 May;48(5):1207-1220.
Ralston GW, et al. Weekly Training Frequency Effects on Strength Gain: A Meta-Analysis. Sports Med Open. 2018 Aug 3;4(1):36.

【第２章】

2－1
Kecklund G, et al. Health consequences of shift work and insufficient sleep. BMJ. 2016 Nov 1;355:i5210.
Cook C, et al. Acute caffeine ingestion's increase of voluntarily chosen resistance-training load after limited sleep. Int J Sport

Nutr Exerc Metab. 2012 Jun;22(3):157-64.
Reilly T, Piercy M. The effect of partial sleep deprivation on weight-lifting performance. Ergonomics 1994; 37(1):107–115.
Souissi N, et al. Effects of time-of-day and partial sleep deprivation on short-term maximal performances of judo competitors. J Strength Cond Res. 2013 Sep;27(9):2473-80.
Knowles OE, et al. Inadequate sleep and muscle strength: Implications for resistance training. J Sci Med Sport. 2018 Feb 2. pii: S1440-2440(18)30030-6.
Skein M, et al. Intermittent-sprint performance and muscle glycogen after 30 h of sleep deprivation. Med Sci Sports Exerc. 2011 Jul;43(7):1301-11.
Sweeney EL, et al. Skeletal muscle insulin signaling and whole-body glucose metabolism following acute sleep restriction in healthy males. Physiol Rep. 2017 Dec;5(23).
Bonnar D, et al. Sleep Interventions Designed to Improve Athletic Performance and Recovery: A Systematic Review of Current Approaches. Sports Med. 2018 Mar;48(3):683-703.

2－2

McHugh MP, et al. To stretch or not to stretch: the role of stretching in injury prevention and performance. Scand J Med Sci Sports. 2010 Apr;20(2):169-81.
Shrier I, et al. Does stretching improve performance? A systematic and critical review of the literature. Clin J Sport Med. 2004 Sep;14(5):267-73.
Nelson AG, et al. Acute muscle stretching inhibits muscle strength endurance performance. J Strength Cond Res. 2005 May;19(2):338-43.
Barroso R, et al. Maximal strength, number of repetitions, and total volume are differently affected by static-, ballistic-, and proprioceptive neuromuscular facilitation stretching. J Strength Cond Res. 2012 Sep;26(9):2432-7.
Herda TJ, et al. Acute effects of static versus dynamic stretching on isometric peak torque, electromyography, and mechanomyography of the biceps femoris muscle. J Strength Cond Res. 2008 May;22(3):809-17.
Burd NA, et al. Resistance exercise volume affects myofibrillar protein synthesis and anabolic signalling molecule phosphorylation in young men. J Physiol. 2010 Aug 15;588(Pt 16):3119-30.
Junior RM, et al. Effect of the flexibility training performed immediately before resistance training on muscle hypertrophy, maximum strength and flexibility. Eur J Appl Physiol. 2017 Apr;117(4):767-774.
Kay AD, et al. Effect of acute static stretch on maximal muscle performance: a systematic review. Med Sci Sports Exerc. 2012 Jan;44(1):154-64.
Kay AD, et al. Moderate-duration static stretch reduces active and passive plantar flexor moment but not Achilles tendon stiffness or active muscle length. J Appl Physiol (1985). 2009 Apr;106(4):1249-56.

2－3

Bishop D, et al. Warm up I: potential mechanisms and the effects of passive warm up on exercise performance. Sports Med. 2003;33(6):439-54.
McGowan CJ, et al. Warm-Up Strategies for Sport and Exercise: Mechanisms and Applications. Sports Med. 2015 Nov;45(11):1523-46.
Abad CC, et al. Combination of general and specific warm-ups improves leg-press one repetition maximum compared with specific warm-up in trained individuals. J Strength Cond Res. 2011 Aug;25(8):2242-5.
Sá MA, et al. Acute effects of different stretching techniques on the number of repetitions in a single lower body resistance training session. J Hum Kinet. 2015 Apr 7;45:177-85.

2－4

『Starting Strength』（Mark Rippetoe）
Wretenberg P, et al. High- and low-bar squatting techniques during weight-training. Med Sci Sports Exerc. 1996 Feb;28(2):218-24.
Glassbrook DJ, A Review of the Biomechanical Differences Between the High-Bar and Low-Bar Back-Squat. J Strength Cond Res. 2017 Sep;31(9):2618-2634.
図33　Mark Rippetoe Starting Strength: Basic Barbell Training (3rd Edition), The Aasgaard Company, 2011, Figer2-30

2－5

『Starting Strength』（Mark Rippetoe）
Glassbrook DJ, et al. A Review of the Biomechanical Differences Between the High-Bar and Low-Bar Back-Squat. J Strength Cond Res. 2017 Sep;31(9):2618-2634.
図34　Mark Rippetoe Starting Strength: Basic Barbell Training (3rd Edition), The Aasgaard Company, 2011, Figer2-12, 2-8
図35　Mark Rippetoe Starting Strength: Basic Barbell Training (3rd Edition), The Aasgaard Company, 2011, Figer2-12, 2-8

2－6

McCurdy K, et al. Relationship between selected measures of strength and hip and knee excursion during unilateral and

bilateral landings in women. J Strength Cond Res. 2014 Sep;28(9):2429-36.
McCaw ST, et al. Stance width and bar load effects on leg muscle activity during the parallel squat. Med Sci Sports Exerc. 1999 Mar;31(3):428-36.
Lahti J, et al. Effects of barbell back squat stance width on sagittal and frontal hip and knee kinetics. Scand J Med Sci Sports. 2019 Jan;29(1):44-54.
Dostal WF, et al. Actions of hip muscles.Phys Ther. 1986 Mar;66(3):351-61.
図36 Mark Rippetoe Starting Strength: Basic Barbell Training (3rd Edition), The Aasgaard Company, 2011, Figer2-9

2－7

『Starting Strength』（Mark Rippetoe）
Stastny P, et al. A systematic review of surface electromyography analyses of the bench press movement task. PLoS One. 2017 Feb 7;12(2):e0171632.
Bhatia DN, et al. The "bench-presser's shoulder": an overuse insertional tendinopathy of the pectoralis minor muscle. Br J Sports Med. 2007 Aug;41(8):e11.
Yamamoto N, et al. Contact between the coracoacromial arch and the rotator cuff tendons in nonpathologic situations: a cadaveric study. J Shoulder Elbow Surg. 2010 Jul;19(5):681-7.
図38 Mark Rippetoe Starting Strength: Basic Barbell Training (3rd Edition), The Aasgaard Company, 2011, Figer5-7, 5-15
図39 Mark Rippetoe Starting Strength: Basic Barbell Training (3rd Edition), The Aasgaard Company, 2011, Figer5-7
図40 Mark Rippetoe Starting Strength: Basic Barbell Training (3rd Edition), The Aasgaard Company, 2011, Figer5-13
図41 Mark Rippetoe Starting Strength: Basic Barbell Training (3rd Edition), The Aasgaard Company, 2011, Figer5-15

2－8

『Starting Strength』（Mark Rippetoe）
Bramble DM, et al. Endurance running and the evolution of Homo. Nature. 2004 Nov 18;432(7015):345-52.
Larson SG, et al. Evolutionary transformation of the hominin shoulder. Evolutionary Anthropology 16:172–187 (2007)
Roussouly P, et al. Biomechanical analysis of the spino-pelvic organization and adaptation in pathology. Eur Spine J. 2011 Sep;20 Suppl 5:609-18.
Roach NT, et al. The effect of humeral torsion on rotational range of motion in the shoulder and throwing performance. J Anat. 2012 Mar;220(3):293-301.
図42 Mark Rippetoe Starting Strength: Basic Barbell Training (3rd Edition), The Aasgaard Company, 2011, Figer5-16
図43 Mark Rippetoe Starting Strength: Basic Barbell Training (3rd Edition), The Aasgaard Company, 2011, Figer5-18
図44 Mark Rippetoe Starting Strength: Basic Barbell Training (3rd Edition), The Aasgaard Company, 2011, Figer5-13

2－9

『Starting Strength』（Mark Rippetoe）
Choe KH, et al. Hip and Knee Kinetics During a Back Squat and Deadlift. J Strength Cond Res. 2018 Oct 17.
Glassbrook DJ, A Review of the Biomechanical Differences Between the High-Bar and Low-Bar Back-Squat. J Strength Cond Res. 2017 Sep;31(9):2618-2634.
図45 Mark Rippetoe Starting Strength: Basic Barbell Training (3rd Edition), The Aasgaard Company, 2011, Figer4-19
図46 Mark Rippetoe Starting Strength: Basic Barbell Training (3rd Edition), The Aasgaard Company, 2011, Figer4-34
図47 Mark Rippetoe Starting Strength: Basic Barbell Training (3rd Edition), The Aasgaard Company, 2011, Figer4-37
図49 Mark Rippetoe Starting Strength: Basic Barbell Training (3rd Edition), The Aasgaard Company, 2011, Figer4-34
図50 Mark Rippetoe Starting Strength: Basic Barbell Training (3rd Edition), The Aasgaard Company, 2011, Figer4-26

2－10

『Starting Strength』（Mark Rippetoe）
Andersen V, et al. Electromyographic comparison of the barbell deadlift using constant versus variable resistance in healthy, trained men. PLoS One. 2019 Jan 22;14(1):e0211021.
図51 Mark Rippetoe Starting Strength: Basic Barbell Training (3rd Edition), The Aasgaard Company, 2011, Figer4-19
図52 Mark Rippetoe Starting Strength: Basic Barbell Training (3rd Edition), The Aasgaard Company, 2011, Figer4-19
図53 Mark Rippetoe Starting Strength: Basic Barbell Training (3rd Edition), The Aasgaard Company, 2011, Figer4-19
図54 Mark Rippetoe Starting Strength: Basic Barbell Training (3rd Edition), The Aasgaard Company, 2011, Figer4-19

2－11

Popp JK, et al. Pre- and Post-Activity Stretching Practices of Collegiate Athletic Trainers in the United States. J Strength Cond Res. 2017 Sep;31(9):2347-2354.
Crowther F, et al. Team sport athletes' perceptions and use of recovery strategies: a mixed-methods survey study. BMC Sports Sci Med Rehabil. 2017 Feb 24;9:6.
Cairns SP, et al. Lactic acid and exercise performance : culprit or friend? Sports Med. 2006;36(4):279-91.
Stellingwerff T, et al. Nutrition for power sports: middle-distance running, track cycling, rowing, canoeing/kayaking, and

swimming. J Sports Sci. 2011;29 Suppl 1:S79-89.
Barnett A, et al. Using recovery modalities between training sessions in elite athletes: does it help? Sports Med. 2006;36(9):781-96.
Van Hooren B, et al. Do We Need a Cool-Down After Exercise? A Narrative Review of the Psychophysiological Effects and the Effects on Performance, Injuries and the Long-Term Adaptive Response. Sports Med. 2018 Jul;48(7):1575-1595.
Dupuy O, et al. An Evidence-Based Approach for Choosing Post-exercise Recovery Techniques to Reduce Markers of Muscle Damage, Soreness, Fatigue, and Inflammation: A Systematic Review With Meta-Analysis. Front Physiol. 2018 Apr 26;9:403.
Lattier G, et al. Fatigue and recovery after high-intensity exercise. Part II: Recovery interventions. Int J Sports Med. 2004 Oct;25(7):509-15.
Howell JN, et al. Muscle stiffness, strength loss, swelling and soreness following exercise-induced injury in humans.
Burke LM, et al. Postexercise muscle glycogen resynthesis in humans. J Appl Physiol (1985). 2017 May 1;122(5):1055-1067.
Takahashi T, et al. Influence of light physical activity on cardiac responses during recovery from exercise in humans. Eur J Appl Physiol Occup Physiol. 1998 Mar;77(4):305-11.
Suzuki M, et al. Effect of incorporating low intensity exercise into the recovery period after a rugby match. Br J Sports Med. 2004 Aug;38(4):436-40.

【第３章】

３－１

Biolo G, et al. An abundant supply of amino acids enhances the metabolic effect of exercise on muscle protein. Am J Physiol. 1997 Jul;273(1 Pt 1):E122-9.

３－２

Rasmussen BB, et al. An oral essential amino acid-carbohydrate supplement enhances muscle protein anabolism after resistance exercise. J Appl Physiol (1985). 2000 Feb;88(2):386-92.
Tipton KD, et al. Acute response of net muscle protein balance reflects 24-h balance after exercise and amino acid ingestion. Am J Physiol Endocrinol Metab. 2003 Jan;284(1):E76-89.
Burd NA, et al. Enhanced amino acid sensitivity of myofibrillar protein synthesis persists for up to 24 h after resistance exercise in young men. J Nutr. 2011 Apr 1;141(4):568-73.
Phillips SM. A brief review of critical processes in exercise-induced muscular hypertrophy. Sports Med. 2014 May;44 Suppl 1:S71-7.
ISSN. International Society of Sports Nutrition Position Stand: protein and exercise. J Int Soc Sports Nutr. 2017 Jun 20;14:20.

３－３

Jackman SR, et al. Branched-Chain Amino Acid Ingestion Stimulates Muscle Myofibrillar Protein Synthesis following Resistance Exercise in Humans. Front Physiol. 2017 Jun 7;8:390.
Wolfe RR. Branched-chain amino acids and muscle protein synthesis in humans: myth or reality? J Int Soc Sports Nutr. 2017 Aug 22;14:30.
Yoon MS. mTOR as a Key Regulator in Maintaining Skeletal Muscle Mass. Front Physiol. 2017 Oct 17;8:788.
Churchward-Venne TA, et al. Leucine supplementation of a low-protein mixed macronutrient beverage enhances myofibrillar protein synthesis in young men: a double-blind, randomized trial. Am J Clin Nutr. 2014 Feb;99(2):276-86.
Reidy PT, et al. Role of Ingested Amino Acids and Protein in the Promotion of Resistance Exercise-Induced Muscle Protein Anabolism. J Nutr. 2016 Feb;146(2):155-83.
Jäger R, et al. International Society of Sports Nutrition Position Stand: protein and exercise. J Int Soc Sports Nutr. 2017 Jun 20;14:20.

３－４

Moore DR, et al. Ingested protein dose response of muscle and albumin protein synthesis after resistance exercise in young men. Am J Clin Nutr. 2009 Jan;89(1):161-8.
Macnaughton LS, et al. The response of muscle protein synthesis following whole-body resistance exercise is greater following 40 g than 20 g of ingested whey protein. Physiol Rep. 2016 Aug;4(15).
Morton RW, et al. A systematic review, meta-analysis and meta-regression of the effect of protein supplementation on resistance training-induced gains in muscle mass and strength in healthy adults. Br J Sports Med. 2018 Mar;52(6):376-384.

３－５

Tang JE, et al. Ingestion of whey hydrolysate, casein, or soy protein isolate: effects on mixed muscle protein synthesis at rest and following resistance exercise in young men. J Appl Physiol (1985). 2009 Sep;107(3):987-92
Reitelseder S, et al. Whey and casein labeled with L-[1-13C]leucine and muscle protein synthesis: effect of resistance exercise and protein ingestion. Am J Physiol Endocrinol Metab. 2011 Jan;300(1):E231-42.

Reidy PT, et al. Role of Ingested Amino Acids and Protein in the Promotion of Resistance Exercise-Induced Muscle Protein Anabolism. J Nutr. 2016 Feb;146(2):155-83.
Morton RW, et al. A systematic review, meta-analysis and meta-regression of the effect of protein supplementation on resistance training-induced gains in muscle mass and strength in healthy adults. Br J Sports Med. 2018 Mar;52(6):376-384.

3－6
Areta JL, et al. Timing and distribution of protein ingestion during prolonged recovery from resistance exercise alters myofibrillar protein synthesis. J Physiol. 2013 May 1;591(9):2319-31.
Mamerow MM, et al. Dietary protein distribution positively influences 24-h muscle protein synthesis in healthy adults. J Nutr. 2014 Jun;144(6):876-80.
Hudson JL, et al. Effects of protein supplements consumed with meals, versus between meals, on resistance training-induced body composition changes in adults: a systematic review. Nutr Rev. 2018 Apr 25.

3－7
Beelen M, et al. Coingestion of carbohydrate and protein hydrolysate stimulates muscle protein synthesis during exercise in young men, with no further increase during subsequent overnight recovery. J Nutr. 2008 Nov;138(11):2198-204.
Groen BB, et al. Intragastric protein administration stimulates overnight muscle protein synthesis in elderly men. Am J Physiol Endocrinol Metab. 2012 Jan 1;302(1):E52-60.
Res PT, et al. Protein ingestion before sleep improves postexercise overnight recovery. Med Sci Sports Exerc. 2012 Aug;44(8):1560-9.
Snijders T, et al. Protein Ingestion before Sleep Increases Muscle Mass and Strength Gains during Prolonged Resistance-Type Exercise Training in Healthy Young Men. J Nutr. 2015 Jun;145(6):1178-84.
Trommelen J, et al. Pre-Sleep Protein Ingestion to Improve the Skeletal Muscle Adaptive Response to Exercise Training. Nutrients. 2016 Nov 28;8(12).
Trommelen J, et al. Resistance Exercise Augments Postprandial Overnight Muscle Protein Synthesis Rates. Med Sci Sports Exerc. 2016 Dec;48(12):2517-2525.
Holwerda AM, et al. Physical Activity Performed in the Evening Increases the Overnight Muscle Protein Synthetic Response to Presleep Protein Ingestion in Older Men. J Nutr. 2016 Jul;146(7):1307-14.

3－8
Knight EL, et al. The impact of protein intake on renal function decline in women with normal renal function or mild renal insufficiency. Ann Intern Med. 2003 Mar 18;138(6):460-7.
Lin J, et al. Associations of diet with albuminuria and kidney function decline. Clin J Am Soc Nephrol. 2010 May;5(5):836-43.
Lin J, et al. Association of dietary patterns with albuminuria and kidney function decline in older white women: a subgroup analysis from the Nurses' Health Study. Am J Kidney Dis. 2011 Feb;57(2):245-54.
Lew QJ, et al. Red Meat Intake and Risk of ESRD. J Am Soc Nephrol. 2017 Jan;28(1):304-312.
Haring B, et al. Dietary Protein Sources and Risk for Incident Chronic Kidney Disease: Results From the Atherosclerosis Risk in Communities (ARIC) Study. J Ren Nutr. 2017 Jul;27(4):233-242.
Kamper AL, et al. Long-Term Effects of High-Protein Diets on Renal Function. Annu Rev Nutr. 2017 Aug 21;37:347-369.

3－9
Escobar KA, et al. Carbohydrate intake and resistance-based exercise: are current recommendations reflective of actual need? Br J Nutr. 2016 Dec;116(12):2053-2065.
Abdulla H, et al. Role of insulin in the regulation of human skeletal muscle protein synthesis and breakdown: a systematic review and meta-analysis. Diabetologia. 2016 Jan;59(1):44-55.

Staples AW, et al. Carbohydrate does not augment exercise-induced protein accretion versus protein alone. Med Sci Sports Exerc. 2011 Jul;43(7):1154-61.
Hulmi JJ, et al. The effects of whey protein with or without carbohydrates on resistance training adaptations. J Int Soc Sports Nutr. 2015 Dec 16;12:48.
Kerksick CM, et al. International society of sports nutrition position stand: nutrient timing. J Int Soc Sports Nutr. 2017 Aug 29;14:33.

3－10
Vliet SV, et al. Achieving Optimal Post-Exercise Muscle Protein Remodeling in Physically Active Adults through Whole Food Consumption. Nutrients. 2018 Feb 16;10(2).
Elliot TA, et al. Milk ingestion stimulates net muscle protein synthesis following resistance exercise. Med Sci Sports Exerc. 2006 Apr;38(4):667-74.
Rankin P, et al. The effect of milk on the attenuation of exercise-induced muscle damage in males and females. Eur J Appl Physiol. 2015 Jun;115(6):1245-61.

3－11
van Vliet S, et al. Consumption of whole eggs promotes greater stimulation of postexercise muscle protein synthesis than consumption of isonitrogenous amounts of egg whites in young men. Am J Clin Nutr. 2017 Oct 4. pii: ajcn159855.
Halevy O, et al. Retinoic acid induces adult muscle cell differentiation mediated by the retinoic acid receptor-alpha. J Cell Physiol. 1993 Mar;154(3):566-72.
Joy JM, et al. Phosphatidic acid enhances mTOR signaling and resistance exercise induced hypertrophy. Nutr Metab (Lond). 2014 Jun 16;11:29.
Smith GI, et al. Omega-3 polyunsaturated fatty acids augment the muscle protein anabolic response to hyperinsulinaemia-hyperaminoacidaemia in healthy young and middle-aged men and women. Clin Sci (Lond). 2011 Sep;121(6):267-78.
Clayton ZS, et al. Egg consumption and heart health: A review. Nutrition. 2017 May;37:79-85.

3－12
Omenn GS, et al. Effects of a combination of beta carotene and vitamin A on lung cancer and cardiovascular disease. N Engl J Med. 1996 May 2;334(18):1150-5.
Manson JE, et al. Vitamin D Supplements and Prevention of Cancer and Cardiovascular Disease. N Engl J Med. 2018 Nov 10.
Kerksick CM, et al. ISSN exercise & sports nutrition review update: research & recommendations. J Int Soc Sports Nutr. 2018 Aug 1;15(1):38.
Lanhers C, et al. Creatine Supplementation and Lower Limb Strength Performance: A Systematic Review and Meta-Analyses. Sports Med. 2015 Sep;45(9):1285-1294.
Lanhers C, et al. Creatine Supplementation and Upper Limb Strength Performance: A Systematic Review and Meta-Analysis. Sports Med. 2017 Jan;47(1):163-173.
Rivers WH, et al. The action of caffeine on the capacity for muscular work. J Physiol. 1907 Aug 27;36(1):33-47.
Graham TE, et al. Caffeine and exercise: metabolism, endurance and performance. Sports Med. 2001;31(11):785-807.
Grgic J, et al. Effects of caffeine intake on muscle strength and power: a systematic review and meta-analysis. J Int Soc Sports Nutr. 2018 Mar 5;15:11.
Nissen S, et al. Effect of leucine metabolite beta-hydroxy-beta-methylbutyrate on muscle metabolism during resistance-exercise training. J Appl Physiol (1985). 1996 Nov;81(5):2095-104.
Rowlands DS, et al. Effects of beta-hydroxy-beta-methylbutyrate supplementation during resistance training on strength, body composition, and muscle damage in trained and untrained young men: a meta-analysis. J Strength Cond Res. 2009 May;23(3):836-46.
Sanchez-Martinez J, et al. Effects of beta-hydroxy-beta-methylbutyrate supplementation on strength and body composition in trained and competitive athletes: A meta-analysis of randomized controlled trials. J Sci Med Sport. 2018 Jul;21(7):727-735.
Smith AE, et al. Effects of beta-alanine supplementation and high-intensity interval training on endurance performance and body composition in men; a double-blind trial. J Int Soc Sports Nutr. 2009 Feb 11;6:5.
Kern BD, et al. Effects of β-alanine supplementation on performance and body composition in collegiate wrestlers and football players. J Strength Cond Res. 2011 Jul;25(7):1804-15.
Trexler ET, et al. International society of sports nutrition position stand: Beta-Alanine. J Int Soc Sports Nutr. 2015 Jul 15;12:30.
Ramezani Ahmadi A, et al. The effect of glutamine supplementation on athletic performance, body composition, and immune function: A systematic review and a meta-analysis of clinical trials. Clin Nutr. 2018 May 9. pii: S0261-5614(18)30173-0.

【第4章】

4－1
Steele J, et al. A higher effort-based paradigm in physical activity and exercise for public health: making the case for a greater emphasis on resistance training. BMC Public Health. 2017 Apr 5;17(1):300.
Lemanne D, et al. The role of physical activity in cancer prevention, treatment, recovery, and survivorship. Oncology (Williston Park). 2013 Jun;27(6):580-5.
Dankel SJ, et al. Dose-dependent association between muscle-strengthening activities and all-cause mortality: Prospective cohort study among a national sample of adults in the USA. Arch Cardiovasc Dis. 2016 Nov;109(11):626-633.
Stamatakis E, et al. Does strength promoting exercise confer unique health benefits? A pooled analysis of eleven population cohorts with all-cause, cancer, and cardiovascular mortality endpoints. Am J Epidemiol. 2017 Oct 31.

4－2
Kovacevic A, et al. The effect of resistance exercise on sleep: A systematic review of randomized controlled trials. Sleep Med Rev. 2017 Jul 19. pii: S1087-0792(16)30152-6.
Ohayon MM, et al. Meta-analysis of quantitative sleep parameters from childhood to old age in healthy individuals: developing normative sleep values across the human lifespan. Sleep. 2004 Nov 1;27(7):1255-73.
Walsleben JA, et al. Sleep and reported daytime sleepiness in normal subjects: the Sleep Heart Health Study. Sleep. 2004 Mar

15;27(2):293-8.
Uchida S, et al. Exercise effects on sleep physiology. Front Neurol. 2012 Apr 2;3:48.
Shioda K, et al. The effect of acute high-intensity exercise on following night sleep. J. Japanese Soc. Clin. Sports Med. 2012.
Sandercock GR, et al. Effects of exercise on heart rate variability: inferences from meta-analysis. Med Sci Sports Exerc. 2005 Mar;37(3):433-9.
Brosse AL, et al. Exercise and the treatment of clinical depression in adults: recent findings and future directions. Sports Med. 2002;32(12):741-60.
Carskadon MA, et al. Monitoring and staging human sleep. Principles and practice of sleep medicine. 5th ed. St. Louis: Elsevier Saunders; 2011. p. 16-26.

4－3

Stubbs B, et al. An examination of the anxiolytic effects of exercise for people with anxiety and stress-related disorders: A meta-analysis. Psychiatry Res. 2017 Mar;249:102-108.
Gordon BR, et al. The Effects of Resistance Exercise Training on Anxiety: A Meta-Analysis and Meta-Regression Analysis of Randomized Controlled Trials. Sports Med. 2017 Aug 17.
Herring MP, et al. The effects of exercise training on anxiety. Am J Lifestyle Med. 2014 8 (6), 388–403.
Alvares GA, et al. Autonomic nervous system dysfunction in psychiatric disorders and the impact of psychotropic medications: a systematic review and meta-analysis. J Psychiatry Neurosci. 2016 Mar;41(2):89-104.
Chekroud SR, et al. Association between physical exercise and mental health in 1·2 million individuals in the USA between 2011 and 2015: a cross-sectional study. Lancet Psychiatry. 2018 Sep;5(9):739-746.

4－4

Sperandei S, et al. Adherence to physical activity in an unsupervised setting: Explanatory variables for high attrition rates among fitness center members. J Sci Med Sport. 2016 Nov;19(11):916-920.
Bramble DM, et al. Endurance running and the evolution of Homo. Nature. 2004 Nov 18;432(7015):345-52.
Larson SG, et al. Evolutionary transformation of the hominin shoulder. Evolutionary Anthropology 16:172–187 (2007)
Liebenberg L. Persistence hunting by modern hunter-gatherers. Curr. Anthropol. 2006; 47: 1017Y26.
Lieberman DE. The Story of the Human Body: Evolution, Health and Disease. New York (NY): Pantheon, 2013, p.460.
Kelly RL. The Foraging Spectrum: Diversity in Hunter-Gatherer Lifeways. Clinton Corners (NY): Percheron Press, 2007, p. 446.
Lieberman DE, et al. Is Exercise Really Medicine? An Evolutionary Perspective. Curr Sports Med Rep. 2015 Jul-Aug;14(4):313-9. Born to Rest - Harvard Magazine

4－5

Keren G, et al. Immediacy and Certainty in Intertemporal Choice. Organizational Behavior and Human Decision Processes. 1995 Sep;63(3):287-297
Hooker SA, et al. Do Monetary Incentives Increase Fitness Center Utilization? It Depends. Am J Health Promot. 2018 Mar;32(3):606-612.
Baumeister R, et al. The strength model of self-control. Current Directions in Psychological Science. 200716, 351–355.
Hagger MS, et al. Ego depletion and the strength model of self-control: a meta-analysis. Psychol Bull. 2010 Jul;136(4):495-525.

4－6

Mischel W, et al. Attention in delay of gratification. Journal of Personality and Social Psychology. 1970 16, 329–337
Moffitt TE, et al. A gradient of childhood self-control predicts health, wealth, and public safety. Proc Natl Acad Sci U S A. 2011 Feb 15;108(7):2693-8.
Gollwitzer PM, et al. Implementation Intentions and Goal Achievement: A Meta-Analysis of Effects and Processes. Advances in Experimental Social Psychology. 2006 38(6)

4－7

Cheval B, et al. Behavioral and Neural Evidence of the Rewarding Value of Exercise Behaviors: A Systematic Review. Sports Med. 2018 Jun;48(6):1389-1404.
Takakusaki K, et al. Basal ganglia efferents to the brainstem centers controlling postural muscle tone and locomotion: a new concept for understanding motor disorders in basal ganglia dysfunction. Neuroscience. 2003;119(1):293-308.

一起來　美 008

用最正確的科學觀點 1 人健身：

破除 90% 錯誤觀念的最強自主訓練手冊

科学的に正しい筋トレ　最強の教科書

作　　者　庵野拓將
譯　　者　林以庭
責任編輯　林子揚

總 編 輯　陳旭華
電　　郵　steve@bookrep.com.tw
社　　長　郭重興
發行人兼出版總監　曾大福
出版單位　一起來出版／遠足文化事業股份有限公司
發　　行　遠足文化事業股份有限公司
www.bookrep.com.tw
23141 新北市新店區民權路 108-2 號 9 樓
電話｜02-22181417　傳真｜02-86671851
法律顧問　華洋法律事務所　蘇文生律師

封面設計　許紘維
排　　版　宸遠彩藝
印　　製　通南彩色印刷有限公司
初版一刷　2020 年 1 月
初版四刷　2020 年 3 月
定　　價　450 元

國家圖書館出版品預行編目 (CIP) 資料

用最正確的科學觀點 1 人健身：破除 90% 錯誤觀念的最強自主訓練手冊 / 庵野拓將著；林以庭譯 . -- 初版 . -- 新北市：一起來，遠足文化，2020.01
面；　公分 . --(一起來美；8)
譯自：科学的に正しい筋トレ　最強の教科書
ISBN 978-986-98150-3-1(平裝)

1. 健身運動　2. 體能訓練　3. 肌肉

411.71　　108019895